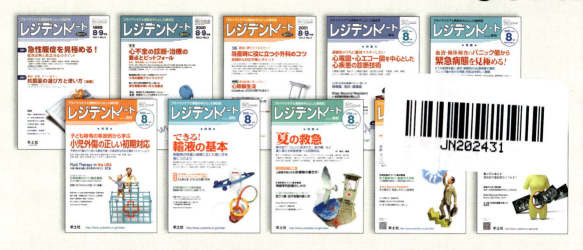

おかげさまで20年

レジデントノートは2018年度で
『創刊20年目』となりました．
これからも読者の皆さまに寄りそい，
「読んでてよかった！」と思っていただける内容を
お届けできるよう努めてまいります．
どうぞご期待ください！

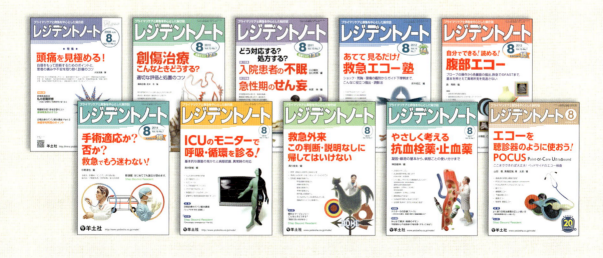

皆さまの声をお聞かせください

レジデントノートは臨床現場で日々奮闘されている読者の皆さまの声を何よりも大切にしています．小誌のご感想や取り上げてほしい内容などがありましたら，下記のメールアドレスへぜひお知らせください．お待ちしております． rnote@yodosha.co.jp

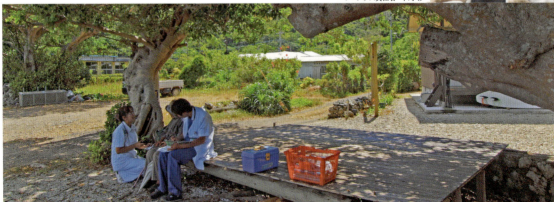

レジデントノート

contents
2018 8
Vol.20-No.7

エコーを聴診器のように使おう！POCUS
(Point-of-Care Ultrasound)
ここまでできれば大丈夫！ベッドサイドのエコー検査

編集／山田　徹（東京ベイ・浦安市川医療センター 総合内科・消化器内科）
　　　髙橋宏瑞（順天堂大学医学部 総合診療科）
　　　南　太郎（ブラウン大学医学部 内科）

特集にあたって Point-of-Care Ultrasound：POCUSとは？		
	山田　徹，髙橋宏瑞，南　太郎	1038
★特集内の動画閲覧方法		1041
超音波の原理と機器の設定	南　太郎	1042
FOCUS (focused cardiac ultrasound)	堤　健，北野夕佳	1052
FOCUSのポイントとピットフォール【コラム】 循環器専門医の視点から，初心者のために	柴山謙太郎	1062
肺エコー	遠藤慶太，山田　徹	1068
横隔膜エコー【コラム】	南　太郎	1080
深部静脈血栓症に対する下肢血管エコー POCUSで深部静脈血栓症を早期発見しよう	本橋健史，小坂鎮太郎	1087
腹部エコー	吉野俊平	1096
筋骨格・関節エコー【コラム】	六反田 諒	1112

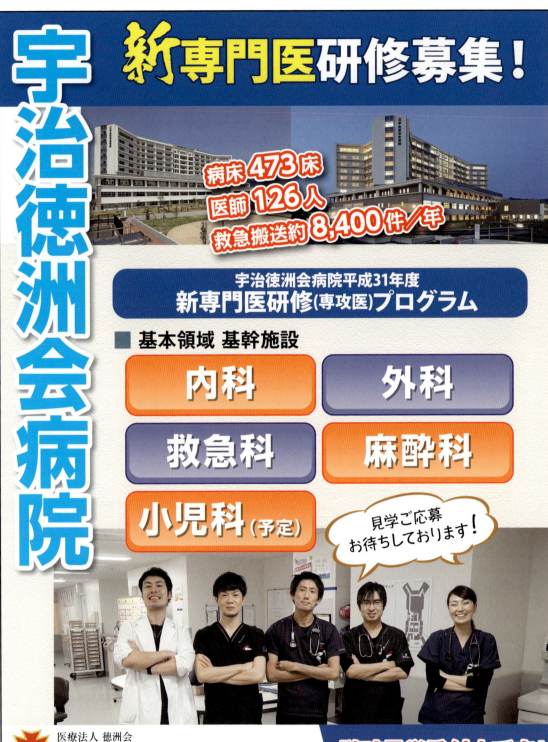

連載

レジデントノート
contents
2018 8
Vol.20-No.7

実践! 画像診断Q&A―このサインを見落とすな
▶ 交通外傷で搬送された20歳代女性 ……………………………… 井上明星 1025
▶ 呼吸困難,乾性咳嗽を主訴とした60歳代男性 …………… 芳賀高浩,山口哲生 1027

臨床検査専門医がコッソリ教える…検査のTips!
▶ 第17回 マラリアは末梢血液像で診断できる! ……………………… 増田亜希子 1121

みんなで解決! 病棟のギモン
▶ 第29回 高血圧の治療はいつから開始すればよいの? ………………… 池村修寛 1125

よく使う日常治療薬の正しい使い方
▶ 局所麻酔薬の正しい使い方 …………………………………………… 菅野敬之 1131

循環器セミナー 実況中継 The Reality of Drug Prescription
▶ 第8回 循環器関連薬剤⑧ できること? できないこと? 抗不整脈薬:後編
……………… 西原崇創,永井利幸,水野 篤,田中寿一,山根崇史,香坂 俊 1136

呼吸器疾患へのアプローチ 臨床力×画像診断力が身につく!
▶ 第2回 画像パターンを読み取ろう!②
photographic negative of pulmonary edema ……………………… 藤田次郎 1140

こんなにも面白い医学の世界 からだのトリビア教えます
▶ 第47回 カリフォルニアから来た娘 ………………………………… 中尾篤典 1149

眼科エマージェンシー こんなときどうする?
▶ 第33回 外傷後,上を見たときにだけ二重に見える! ………………… 青木崇倫 1150

攻める面談,守る面談
▶ 第3回 攻めの面談 実践編 ～相手の思いを予想して聞き出す ……… 岡村知直 1152

Step Beyond Resident
▶ 第177回 たかが発熱,されど発熱 Part5
～ン～,風邪ですねぇ.家で休んでいなさい…と思いきや?!～ ……… 林 寛之 1159

エッセイ 対岸の火事、他山の石
▶ 第203回 診断書を巡るあれこれ ………………………………………… 中島 伸 1171

総合診療はおもしろい! ～若手医師・学生による活動レポート
▶ 第59回 総合診療後期研修で学ぶ内科 …………………………………… 三戸 勉 1175

特別掲載 第4回 世界にはばたけ! 大阪ER Seminar
……………………………………………… 横山翔平,濵﨑健弥,髙端恭輔 1176

お知らせ/1179 バックナンバー/1182 増刊号/1184 次号予告/1185 奥付/1186 広告インデックス/後付 表紙立体イラストレーション/野崎一人

Book Information

NBC災害に備える！
発災後、安全に受け入れるための
医療現場マニュアル

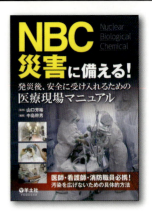

監修／山口芳裕　編集／中島幹男
- □ 定価（本体 4,000円＋税）　□ B5判　□ 143頁　□ ISBN978-4-7581-1820-0

- ● 特殊災害被災者の搬送や受け入れに関与する医療者・消防職員必携！
- ● 救急車や診察室を短時間で養生する方法など、二次・三次の汚染拡大防止のための具体的方法を，豊富な写真とともに解説

救助者の身を守るための知識と技術が身につく実践書！

いびき!? 眠気!?
睡眠時無呼吸症を疑ったら

周辺疾患も含めた、
検査、診断から治療法までの診療の実践

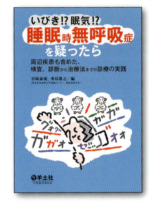

編集／宮崎泰成，秀島雅之（東京医科歯科大学快眠センター，快眠歯科外来）
- □ 定価（本体 4,200円＋税）　□ A5判　□ 269頁　□ ISBN978-4-7581-1834-7

- ● 知名度が高い疾患のため，患者からの相談も増加中！
- ● しかし検査・治療は独特で，治療法により紹介先も異なります．
- ● 適切な診断，治療のため診療の全体像を具体的，簡潔に解説しました．

よく知っている疾患だけど，その診かたは知っていますか？

やさしくわかるECMOの基本

患者に優しい心臓ECMO、呼吸ECMO、E-CPRの
考え方教えます！

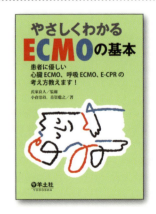

監修／氏家良人　著／小倉崇以，青景聡之
- □ 定価（本体 4,200円＋税）　□ A5判　□ 200頁　□ ISBN978-4-7581-1823-1

- ● 難しいと思われがちなECMOについて，基礎知識からやさしく解説！
- ● 軽妙洒脱な対話形式で、「患者に優しい管理」を楽しく学べます．
- ● 基本から学びたい医師やメディカルスタッフにおすすめです！

はじめてECMOを学びたい人のための入門書！

発行　羊土社 YODOSHA
〒101-0052　東京都千代田区神田小川町2-5-1　TEL 03(5282)1211　FAX 03(5282)1212
E-mail：eigyo@yodosha.co.jp
URL：www.yodosha.co.jp

ご注文は最寄りの書店，または小社営業部まで

実践！画像診断 Q&A-このサインを見落とすな

交通外傷で搬送された20歳代女性

（出題・解説）井上明星

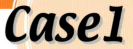
[救急画像編]

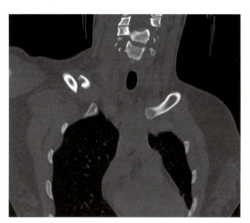

図1　来院時胸部CT（冠状断）

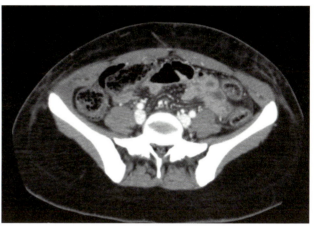

図3　来院時腹部造影CT動脈相（軸位断）

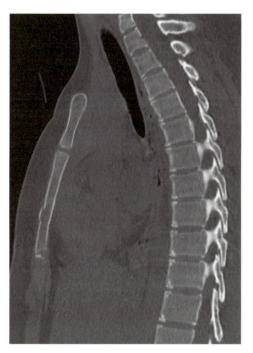

図2　来院時胸部CT（矢状断）

病歴

症例：20歳代女性．
現病歴：軽乗用車に乗車中，対向車と正面衝突．シートベルト着用あり．乗っていた軽乗用車は大破した．
身体所見：意識レベルはJCS 20，血圧 120/70 mmHg，脈拍数 100/分，SpO₂ 97%（room air）．右下腹部に熱感を伴う痛みを認めるが，筋性防御を認めなかった．FASTは陰性であった．
血液検査：Ht 41.1%，Hb 14.3 g/dL，WBC 27,900/μL，PLT 36.8万/μL，CK 283 IU/L，CRP 0.22 mg/dL．

FAST：focused assessment with sonography for trauma

問題
Q1：画像（図1〜3）から読みとれる外傷性変化は何でしょう？
Q2：これらの外傷性変化の原因は何でしょう？
Q3：今後どのようなことに注意して経過観察すればよいでしょうか？

Akitoshi Inoue（東近江総合医療センター 放射線科）

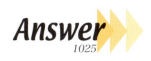

実践！画像診断Q&A

ある1年目の研修医の診断

右鎖骨と胸骨骨折は外来で治療可能ですが，乗っていた乗用車が大破していましたので，高リスク受傷機転と考え，入院のうえで経過観察としました．

シートベルトによる小腸損傷・腸間膜損傷

解答

- **A1**：右鎖骨骨折（図1▶），胸骨骨折（図2▶），腹壁皮下血腫（図3▶）および右腹斜筋損傷（図3→）を認める．
- **A2**：損傷部位はシートベルトの位置に一致しており，シートベルトによる損傷が考えられる．
- **A3**：腸管・腸間膜損傷に注意して，入院のうえで経過観察すべきである．
- **経過**：右下腹部の熱感を伴う痛みはシートベルトによる皮下血腫が原因と考えられたが，翌日に下腹部に強い圧痛と筋性防御が出現し，単純CTが撮影された（図4）．小腸壁の断裂（▶）と腹腔内脂肪織の広範な濃度上昇がみられ，小腸損傷および腹膜炎の診断で緊急手術が行われ，開腹所見にて小腸損傷，腸間膜損傷と診断された．

解説

シートベルト着用率やエアバッグ装着率の上昇に伴い，交通事故による重症の胸腹部外傷が減少している．一方で，シートベルトによる小腸，胃，十二指腸，肝臓，脾臓，膵臓，横隔膜などの腹部臓器損傷や肋骨，胸骨，鎖骨，頸椎，腰椎の骨折に遭遇する頻度が増加している．

シートベルトには2点式（骨盤部のみを固定するタイプ）と3点式（胸部と骨盤部を肩から腰にかけて固定するタイプ）がある．2点式シートベルトでは腹壁，腸管，腸間膜の損傷や過屈曲による腰椎骨折（Chance骨折）が生じうる．一方，3点式シートベルトは肋骨骨折，胸骨骨折などの損傷が主体であるが，事故の衝撃でシートベルトが腸骨稜から腹部へスリップすることで腹部に直接衝撃が伝わるサブマリン現象により，腹部臓器損傷が起こりうる．腹部臓器損傷のなかでも，腸管損傷の頻度が高いとされる．その機序として，① シートベルトと脊柱の間に挟まれることによる直接外力，② シートベルトの圧迫により形成された閉鎖腔の内圧上昇，③ 腸間膜や血管の牽引が考えられている[1]．

身体診察ではシートベルト痕と腹部症状が重要であるが，腸管損傷では受傷直後に腹部症状がみられないこともある．初診時の腹部症状が軽微であり，帰宅後に死亡した例や，穿孔に至らずに瘢痕狭窄から腸閉塞を発症した例が報告されている．CTでのfree airの出現頻度は4時間以内で13％と低いが，24時間以降では100％であったと報告されている．つまり，受傷から時間が経過するほど診断が容易であるということであるが，受傷後8時間を超えると死亡率や術後合併症率が上昇するとされる[2]．

自動車乗車中の交通外傷患者の診察では着用していたシートベルトの種類やシートベルト痕を確認し，CT画像でシートベルトによる外傷性変化が認められた場合は，free airがなくても，遅発性の小腸損傷に注意し経過観察する必要がある．

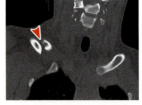
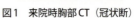
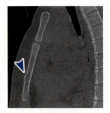

図1　来院時胸部CT（冠状断）　　図2　来院時胸部CT（矢状断）

引用文献

1) 大村健史，他：シートベルトによる腸管穿孔症例の検討．日本腹部救急医学会雑誌，36：1173-1176，2016
2) 太田智之，他：シートベルトによる腹腔内臓器損傷に対する治療戦略．「特集 腹腔内臓器損傷（肝を除く）の治療戦略」，日本腹部救急医学会雑誌，32：1201-1207，2012

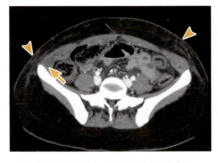
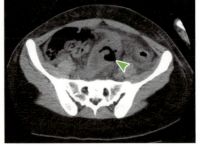

図3　来院時腹部造影CT動脈相（軸位断）　　図4　来院翌日の腹部単純CT（軸位断）（図3より尾側）

本コーナーのオンライン版では画像を拡大してご覧いただけます：www.yodosha.co.jp/rnote/gazou_qa/index.html

Case2 [胸部編]

呼吸困難,乾性咳嗽を主訴とした60歳代男性

(出題・解説) 芳賀高浩, 山口哲生

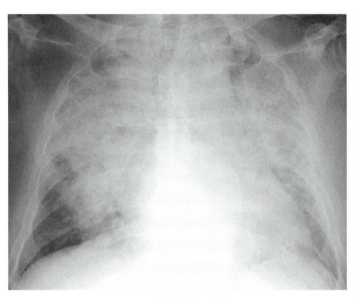

図1 来院時胸部X線像

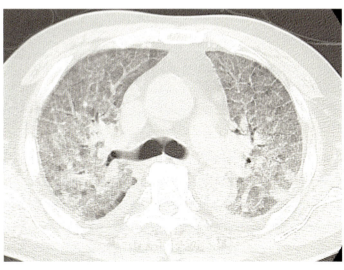

図2 来院時胸部CT像

問題
- Q1：胸部X線写真（図1），胸部CT写真（図2）の所見は何か？
- Q2：診断はどのように行うか？
- Q3：治療はどのように行うか？

病歴

症例：60歳代男性

既往歴：2年前から高血圧症，前立腺肥大症で通院中．2年前から内服薬は不変である．排尿困難が強い際に，漢方薬（清心蓮子飲）を頓服したことがある．

喫煙歴：なし　**飲酒歴**：なし

家族歴：特記すべきことなし

現病歴：6ヶ月前に呼吸困難，乾性咳嗽が出現した．当院内科外来を受診し，肺炎の診断で入院した．内服薬をすべて休薬し，抗菌薬，ステロイドを投与した．すみやかに軽快し，第10病日に退院した．

しかし7日前から再び呼吸困難，乾性咳嗽が出現し，本日，当院内科外来を受診した．前回の入院時と同様の肺炎像がみられ，入院した．

身体所見：意識清明，体温35.6℃，脈拍101/分，血圧126/62 mmHg，呼吸数28/分．SpO$_2$ 84%（室内気）．胸部聴診上，両側の下肺を中心としてcoarse cracklesを聴取した．その他に特記すべき身体所見なし．

検査所見：WBC 10,100/μL（Neu 76.8%，Ly 15.7%，Mono 6.5%，Eo 1.0%），CRP 12.77 mg/dL，TP 7.5 g/dL，Alb 4.1 g/dL，GOT 36 IU/L，GPT 22 IU/L，LDH 296 IU/L，BUN 19.7 mg/dL，Cr 0.48 mg/dL，KL-6 202 U/mL，SP-D 308 ng/mL．

動脈血ガス（室内気）：pH 7.426，PaO$_2$ 53.5 Torr，PaCO$_2$ 41.7 Torr．

喀痰グラム染色所見：有意な所見なし．

Takahiro Haga[1], Tetsuo Yamaguchi[2]（1 東京都立松沢病院 精神科，2 東京メディサイトクリニック）

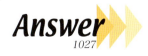

解答 清心蓮子飲による薬剤性肺炎の1例

A1: 胸部X線像では両側広範囲に上肺野優位の浸潤影がみられる（図1）．胸部CT像ではすりガラス影優位であり，一部に浸潤影がみられる．小葉間隔壁の肥厚も目立つ（図2→）．
A2: 臨床像の類似した肺炎をくり返していることから，原因と考えられる病歴を徹底的に聴取する．
A3: 被疑薬を中止する．呼吸不全が進行する場合はステロイドを投与する．

解説

本症例は排尿困難の際に頓服していた清心蓮子飲が原因と考えられる肺炎である．臨床像の類似した肺炎をくり返していること，喀痰グラム染色で有意な菌を認めなかったことから，細菌性肺炎ではなく，必ず原因と考えられる病歴があると考え，徹底的に聴取した．くり返す肺炎の原因として，過敏性肺炎など吸入抗原による肺炎，Mendelson症候群，外因性リポイド肺炎，防水スプレー吸入による肺障害など有害物質の吸入による肺炎，薬剤・サプリメントなどによる肺炎が考えられる．

本症例では初回入院時も再入院時も呼吸困難，乾性咳嗽が出現する約1週間前から清心蓮子飲を頓服しており，原因薬剤と推定した（初回入院時には清心蓮子飲の内服歴は聴取できていなかったため，原因不明のアレルギー性肺炎と診断していた）．入院後内服薬をすべて中止し，気管支鏡検査を予定した．しかし，第2病日に呼吸状態が悪化し，ステロイドを投与した．肺炎はすみやかに軽快し，第20病日に退院した．清心蓮子飲に対する薬剤リンパ球刺激試験（drug lymphocyte stimulation test：DLST）は，ステロイド内服中は陰性であったが，ステロイド中止後に309％と陽性になった．臨床経過，DLSTの結果から総合的に清心蓮子飲による薬剤性肺炎と診断した．

清心蓮子飲は黄芩，麦門冬，茯苓，車前子，人参，黄耆，甘草，蓮肉，地骨皮よりなる処方である．漢方薬による薬剤性肺炎の94％が黄芩含有方剤を原因とすると報告されており，漢方薬による薬剤性肺炎の発症において黄芩の関与が大きいと考えられている．清心蓮子飲による薬剤性肺炎は7例報告されている．

本症例は，清心蓮子飲が排尿困難に有効であったものの，副作用が出た1例である．肺炎像がみられる場合は，薬剤性肺炎の可能性も念頭におき，入院時に詳細な薬剤投与歴を確認することが日常診療上重要であると考える．

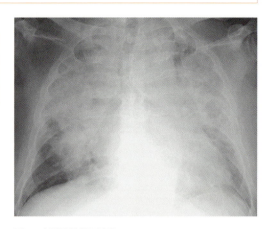

図1　来院時胸部X線像

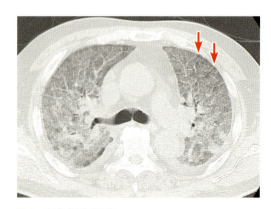

図2　来院時胸部CT像

文献

1) 豊嶋幹生，他：清心蓮子飲による薬剤性肺炎の1例．日呼吸会誌，46：31-34，2008
2) 横村光司，他：清心蓮子飲による薬剤性肺炎の2例．アレルギー，58：1441-1446，2009

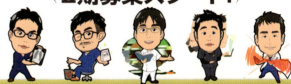

Book Information

Gノート別冊
小児科医 宮本先生、ちょっと教えてください！
教科書には載っていない、小児外来のコツ・保護者への伝え方

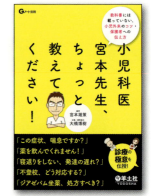

編著／宮本雄策　企画・編集協力／大橋博樹
☐ 定価（本体 3,600円＋税）　☐ A5判　☐ 199頁　☐ ISBN978-4-7581-1831-6

- 熱性けいれん，喘息，便秘，発達の遅れ，薬を飲んでくれない，不登校などよくある疾患・相談に，もっと自信をもって対応できるよう解説．
- 小児科医×家庭医の会話形式で，診療の合間に楽しみながら気軽に読める！

小児外来の極意を伝授！保護者からの信頼度もアップ！

改訂版 ステップビヨンドレジデント1
救急診療のキホン編 Part1

心肺蘇生や心電図、アルコール救急、
ポリファーマシーなどにモリモリ強くなる！

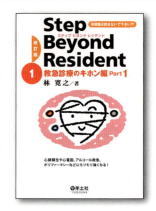

著／林　寛之
☐ 定価（本体 4,500円＋税）　☐ B5判　☐ 400頁　☐ ISBN 978-4-7581-1821-7

- 全面アップデート・大幅ボリュームアップで名著が帰ってきました！
- 救急診療でまずはじめに身につけたい技と知識を伝授！
- ワンランク上を目指すポストレジデント必携の一冊です！

お待たせしました！大ベストセラーの第1巻がついに改訂！

教えて！ICU Part 3
集中治療に強くなる

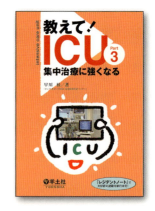

著／早川　桂
☐ 定価（本体 3,900円＋税）　☐ A5判　☐ 229頁　☐ ISBN978-4-7581-1815-6

- 好評連載の単行本化，第3弾！
- Part1, Part2と3冊セットで読めばさらに役立ちます！
- 敗血症の新定義，適正な抗菌薬の使い方など，役に立つテーマが満載！

ICUに関する疑問を研修医目線でやさしく教えます！

発行　羊土社 YODOSHA
〒101-0052　東京都千代田区神田小川町2-5-1　TEL 03(5282)1211　FAX 03(5282)1212
E-mail：eigyo@yodosha.co.jp
URL：www.yodosha.co.jp

ご注文は最寄りの書店、または小社営業部まで

Book Information

闘魂外来―医学生・研修医の君が主役！
病歴・フィジカルから情報検索まで臨床実践力の鍛え方を伝授します

編集／徳田安春
- 定価(本体 3,000円＋税)　□ B5判　□ 206頁　□ ISBN978-4-7581-1825-5

- 超人気！実践型実習の情熱あふれるレクチャーが書籍化．
- 診察の基本の「型」からプレゼンスキルまで診療の極意を熱く指南！
- 臨床で必ず活きるパール，ここでしか学べない知識が満載！

「闘魂外来」の人気指導医が秘伝のワザを伝授！

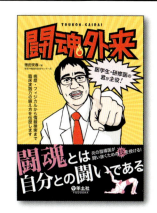

MMF (Medical students Mentoring Forum)
たろう先生式医学部6年間ベストな過ごし方

【新刊】

著／志水太郎
- 定価(本体 2,000円＋税)　□ A5判　□ 191頁　□ ISBN978-4-7581-1826-2

- 「教養を学ぶ意味は？」「国試のための勉強だけでいいの？」など，医学生から実際に聞き取った悩みに対する考え方を，志水先生が解説．
- 「医道を学ぶとはどういうことか？」を改めて振り返ることのできる1冊．

医学部6年間，そしてその先もそばに寄り添う1冊．

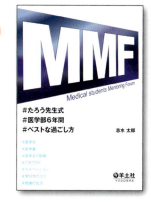

マンガでわかるゲノム医学
ゲノムって何？を知って健康と医療に役立てる！

【新刊】

著／水島-菅野純子，イラスト／サキマイコ
- 定価(本体 2,200円＋税)　□ A5判　□ 約200頁　□ ISBN978-4-7581-2087-6

- 一般の方でも読める［マンガ］と専門職向けの［解説］の2部構成．
- 患者さんには…健康と病気に対する理解を深めていただけます．
- 医療者の方には…個別化医療の知識を手軽にアップデートいただけます．

病院の待合に1冊！医局に1冊！手軽に読める最新医学

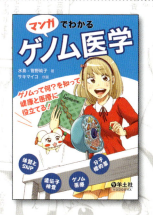

発行　羊土社 YODOSHA
〒101-0052　東京都千代田区神田小川町2-5-1　TEL 03(5282)1211　FAX 03(5282)1212
E-mail：eigyo@yodosha.co.jp
URL：www.yodosha.co.jp/

ご注文は最寄りの書店，または小社営業部まで

信頼されて20年

レジデントノートは
これからも研修医に寄りそいます！

レジデントノートの年間定期購読

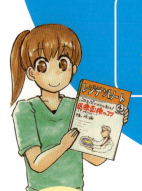

―― 定期購読者の声 ――

- 発行後すぐお手元に
- 送料無料[※1]
- 年間を通じて満遍なく勉強できる！
- 定期的な勉強のきっかけになった！
- 継続して広範囲の内容を学べる！

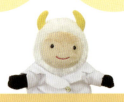

継続的に幅広い知識を身につけ、
研修を充実させよう！！

4つのプランで随時受付中！

冊子のみ
- 通常号（月刊12冊） 本体24,000円+税
- 通常号（月刊12冊）＋増刊（6冊） 本体52,200円+税

WEB版[※2,3]（通常号のみ）購読プラン
- 通常号（月刊12冊）＋WEB版 本体27,600円+税
- 通常号（月刊12冊）＋増刊（6冊）＋WEB版 本体55,800円+税

※1 海外からのご購読は送料実費となります
※2 WEB版の閲覧期間は、冊子発行から2年間となります
※3「レジデントノート定期購読WEB版」は原則としてご契約いただいた羊土社会員の個人の方のみご利用いただけます

（雑誌価格は改定される場合があります）

発行 ◎羊土社

大好評 定期購読者限定プラン！
レジデントノート WEB版

レジデントノート通常号（月刊）がWEBブラウザでもご覧いただけます

- 購入号の全文検索ができる！
- 片手で簡単に使える操作系！
- ページ拡大ツールで細かい図もよくわかる！

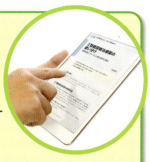

新刊・近刊のご案内

月刊 "実践ですぐに使える"と大好評！

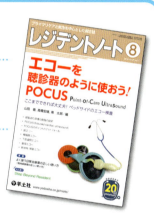

9月号（Vol.20-No.9）
研修医でも対応すべき
病棟での皮膚トラブル（仮題）
編集／田口詩路麻

10月号（Vol.20-No.10）
肝機能検査の理解をおさらいしよう！（仮題）
編集／木村公則

増刊 1つのテーマをより広く，より深く，もちろんわかりやすく！

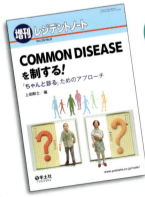

Vol.20-No.8（2018年8月発行）
COMMON DISEASEを制する！
「ちゃんと診る」ためのアプローチ
→p.1034もご覧ください！
編集／上田剛士

Vol.20-No.8（2018年10月発行）
救急・ICUのコモンな薬の使い方（仮題）
編集／志馬伸朗

以下続刊…

随時受付！右記からお申込みいただけます

- お近くの書店で ▶ レジデントノート取扱書店（小社ホームページをご覧ください）
- ホームページから ▶ www.yodosha.co.jp/
- 小社へ直接お申込み ▶ TEL 03-5282-1211（営業）　FAX 03-5282-1212

増刊 レジデントノート
1つのテーマをより広くより深く
□ 年6冊発行　□ B5判

レジデントノート Vol.20 No.8　増刊（2018年8月発行）

COMMON DISEASE を制する！
「ちゃんと診る」ためのアプローチ

新刊

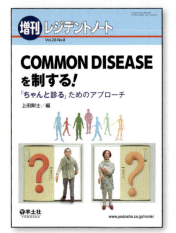

編集／上田剛士

□ 定価（本体4,700円＋税）　□ 253頁　□ ISBN978-4-7581-1612-1

- COMMON DISEASEを診たときよく抱く疑問や生じる迷いをスッキリ解消！
- アプローチやフォローにバリエーションが出がちな部分もクリアカットにわかる！
- 研修医から一歩スキルアップするために必読の1冊！

本書の内容

第1章　感染症
　発熱／肺炎／尿路感染（腎盂腎炎）／ショック

第2章　循環器
　心不全／上室性頻拍／深部静脈血栓症

第3章　呼吸器
　喘息発作・COPD 急性増悪／胸水

第4章　内分泌・代謝
　脱水・高ナトリウム血症／低ナトリウム血症／
　低カリウム血症／高カルシウム血症／血糖コントロール

第5章　腎臓・泌尿器：尿管結石／尿閉

第6章　消化器：胃腸炎／吐血／下血／腸閉塞

第7章　その他
　貧血／偽痛風／せん妄／不定愁訴の診かた／高齢者食思不振

「その尿路感染（腎盂腎炎）の診断は本当に正しいですか？」

「脱水・高ナトリウム血症にはどうアプローチする？」

「下血にはどうやってアプローチする？」

「その偽痛風は本当に偽痛風か？」

など，よくある疑問を "ちゃんと" 解決！

COMMONだからこそ自信と根拠をもって診たい！

発行　羊土社 YODOSHA
〒101-0052　東京都千代田区神田小川町2-5-1　TEL 03(5282)1211　FAX 03(5282)1212
E-mail：eigyo@yodosha.co.jp
URL：www.yodosha.co.jp/

ご注文は最寄りの書店，または小社営業部まで

Book Information

画像診断に絶対強くなる ツボをおさえる！

診断力に差がつくとっておきの知識を集めました

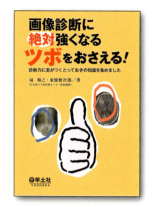

著/扇　和之，東條慎次郎

- □ 定価（本体 3,600円+税）　□ A5判　□ 159頁　□ ISBN978-4-7581-1187-4

- ●「ワンポイントレッスン」の扇先生が教える，画像診断の「ツボ」！
- ● 解剖，鑑別，画像の見方など画像診断がスムース・的確になる知識の要点だけをギュッと集めました

明日から役立つ！知っておきたい画像診断の基礎知識．

MRIに強くなるための原理の基本 やさしく、深く教えます

物理オンチでも大丈夫。撮像・読影の基本から最新技術まで

著/山下康行

- □ 定価（本体 3,500円+税）　□ A5判　□ 166頁　□ ISBN978-4-7581-1186-7

- ● 難しい理屈は最小限にし，豊富なイラストでやさしく解説
- ● MRIのしくみ，読影の基本，撮像法の使い分けなどモヤモヤしていたことが腑に落ちる！

MRIの原理を知って撮像・読影に強くなるための入門書

● レジデントノートバックナンバー ●
2018年5月号 Vol.20 No.3

X線所見を読み解く！胸部画像診断

読影の基本知識から浸潤影・結節影などの異常影，無気肺，肺外病変のみかたまで

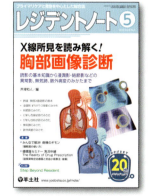

編集/芦澤和人

- □ 定価（本体 2,000円+税）　□ B5判　□ 146頁　□ ISBN978-4-7581-1607-7

- ● 正常画像やシルエットサインなど読影の前に知っておきたい基本を解説
- ● 異常影の性状・分布・随伴所見を読み解き，考えられる病態・疾患を導き出す！

CTの前にX線を十分に読影しよう！

発行　羊土社 YODOSHA　〒101-0052　東京都千代田区神田小川町2-5-1　TEL 03(5282)1211　FAX 03(5282)1212
E-mail：eigyo@yodosha.co.jp
URL：www.yodosha.co.jp/

ご注文は最寄りの書店，または小社営業部まで

医師 兼 研究員 募集

Research Institute Nozaki Tokushukai
野崎徳洲会病院附属研究所

研修制度、専門医制度の変化の中で臨床医が研究に携わる機会が減っています。
しかし医学は加速度的に進歩しています。
私たちは臨床医こそ基礎研究に触れ"Research mind"を持ち続けるべきだと考えています。
そこで徳洲会グループは、野崎徳洲会病院に本格的な研究所を新設しました。
一般的な分子生物学、生化学、細胞生物学、解剖学、病理学実験に加え、様々な動物実験が可能です。
臨床と研究の両立を考える方を歓迎します。

組織概要

所 長 伊藤 和幸 ― 副所長 西澤 恭子

- 病理学研究部　　　　　　　部 長 西澤 恭子
- 悪性腫瘍新規治療法開発研究部　部 長 由井 理洋
- 分子生物学研究部　　　　　　部 長 笹川 覚
- 脳神経血管研究部　　　　　　部 長 西 正吾
- 動物実験施設　　　　　　　　施設長 笹川 覚

参考URL　https://nozaki.tokushukai.or.jp/rint/

その閃きを生かせる舞台がここにある

診療業務と研究のバランスは規定の範囲内で多様なプランをご提案させていただきますので未経験の方でもどうぞお問合せ下さい。
併せて施設見学もお気軽にお申込みください。

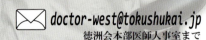

doctor-west@tokushukai.jp
徳洲会本部医師人事室まで

レジデントノート **特集**
Vol.20-No.7

エコーを聴診器のように 使おう！ POCUS
(Point-of-Care Ultrasound)
ここまでできれば大丈夫！ ベッドサイドのエコー検査

▌ 特集にあたって
Point-of-Care Ultrasound：POCUSとは？ ……………… 1038

★ 特集内の動画閲覧方法 ……………………………… 1041

▌ 超音波の原理と機器の設定 ………………………… 1042

▌ FOCUS (focused cardiac ultrasound) ………………… 1052

▌ FOCUSのポイントとピットフォール【コラム】
循環器専門医の視点から，初心者のために ……………… 1062

▌ 肺エコー ………………………………………………… 1068

▌ 横隔膜エコー【コラム】 ……………………………… 1080

▌ 深部静脈血栓症に対する下肢血管エコー
POCUSで深部静脈血栓症を早期発見しよう ……………… 1087

▌ 腹部エコー ……………………………………………… 1096

▌ 筋骨格・関節エコー【コラム】 ……………………… 1112

特 集	エコーを聴診器のように使おう！ POCUS

特集にあたって
Point-of-Care Ultrasound：POCUSとは？

山田　徹，髙橋宏瑞，南　太郎

1 POCUSとは？

　皆さんPoint-of-Care Ultrasound：POCUS（ポーカス）という言葉をお聞きになったことはありますか．まだ日本ではそれほど馴染みのない言葉かもしれません．今回POCUS特集を組むにあたり，ここではその背景と概要について簡単にご説明します．

　まず最初にPOCUSの定義を確認してみましょう．POCUSの第一人者のおひとりであるテキサス大学のDr. Nilam J. Soniの著書「Point of care Ultrasound, 1st edition」から引用すると「Point-of-care ultrasound is defined as a goal-directed, bedside ultrasound examination performed by a healthcare provider to answer a specific diagnostic question or to guide performance of an invasive procedure.」とあります．ざっくりと意訳すると「疑っている疾患の診断やエコーガイド下手技のために，担当医自ら行うベッドサイドエコー」という感じでしょうか．POCUSは超音波検査法のコンセプトの1つなので特定の臓器に対する検査をさすわけではなく，心エコー，腹部エコー，肺エコー，下肢血管エコーや関節エコーなども含まれます．救急外来で行うFAST（focused assessment with sonography for trauma）やRUSH（rapid ultrasound in shock）examもPOCUSに含まれます．

　POCUSはもともと欧米で発展してきたコンセプトです．例えば米国では超音波検査は従来放射線科医や循環器内科医が担当しており，超音波検査が専門ではない内科医や集中治療医がベッドサイドで自ら行うことはほとんどありませんでした．超音波検査が必要なら各科に依頼しその検査レポートを待つ，という方法が主流でした．われわれが超音波検査室に依頼する方法と似ていますね．しかし救急外来，一般病棟やICU等では，日々目まぐるしく動く病態に対して，超音波検査をオーダーしてレポートが上がってくるまで待っていられない，ベッドサイドで自分でエコーを当てて評価したい，というニーズがありました．

　こういった背景から，放射線科や循環器内科以外の医師もベッドサイドで必要な超音波

[特集]　特集にあたって

検査のスキルを習得すべく，1990年代にPOCUSのコンセプトが生まれました．専門科以外の医師でも習得可能で，かつ検査の質を担保するために，POCUSでは臓器ごとの一般的な精査よりも評価項目が限定されています．評価項目を限定することで習得レベルを容易にするためです．また専門科でなくても一定の質を保つことができるように，判断基準を標準化することを意識されています．まさに“Point of care”，ポイントを絞った超音波検査ですね．具体的な内容は本特集の各項目をご参照ください．

2004年にはThe American Institute of Ultrasound in Medicine（AIUM：米国超音波医学会）が「the concept of an “ultrasound stethoscope”」という提言を打ち出しました．まさに「聴診器のようにエコーを使おう」です．POCUSは上記の現場ニーズに加え，機器の小型化・高性能化や価格の低下も手伝い，救急外来・病棟・ICUや医学教育の現場で急速に普及してきています．

2 なぜ今「POCUS」なのか
〜大切なのは“評価項目の限定”と“判断基準の標準化”〜

POCUSの背景やコンセプトはご理解いただけたでしょうか．しかし，どこでも誰でも気軽にエコーを使用している日本では，何が重要なのかあまりピンとこないかもしれません．では日本でPOCUSが有用な点はどこでしょうか．超音波検査の大きなメリットは，非侵襲的でくり返し施行できる，その場で結果がわかる（即時性），CTのように検査室へ移動しなくても施行できる，CTやMRIより安い，などです．日々病棟や救急外来を守っている研修医の先生方にとって，これらの特徴をもつ超音波検査は心強い武器ですね．

その一方で近年の超音波検査機器の進歩は目覚ましく，臓器ごとに詳細な項目の評価ができるように，また求められるようになってきました．そのため「超音波で○○の精査ができる」と言えるようになるには，かなり専門的なトレーニングが必要になっています．研修医や専門外の医師にとって，このような専門医レベルの超音波スキルの習得や維持は容易ではありません．超音波自体は誰でもどこでも施行できるというユニバーサルな特性をもっているにもかかわらず，近年は専門医レベルの検査ができないと「私は○○の超音波検査ができます」と言うのが憚られる時代になってきています．そんなときこそPOCUSが役に立ちます．POCUSは研修医や超音波を専門としない医師に対して，ベッドサイドでここまでできればOK！ というわかりやすいゴールを示してくれるのです．

POCUSの肝は ① 頻度の高い限定された項目を，② 標準化された判断基準で，③ 担当医自ら行う，という点です．項目を限定することで習得難易度を下げ，判断基準の標準化により経験の少ない医師でも検査の信頼性を保ち，また臨床経過をわかっている担当医自らが行うことで，より疑わしい部位にフォーカスした検査を行うことができます．特に大切なのが「②標準化された判断基準」です．日々超音波機器に触れることで画像描出能はある程度までは自然にレベルアップしていきますが，描出した画像をどう評価するか，きちんと言語化してほかの医師に伝えられるかについては，明確な基準とお互いの共通言語

レジデントノート　Vol. 20　No. 7（8月号）2018　*1039*

が必要です．POCUSは専門医や超音波検査技師の方々が行う"精査目的の超音波検査"ではなく，超音波に触れる全員が習得可能なレベルの，**標準化された基礎的な超音波検査の基準**を示してくれます．超音波が全国に普及しており，医師の，特に研修医の誰もが超音波に触れる機会のある日本にこそ，まさに必要とされるコンセプトではないでしょうか．

3 POCUSは研修医にとって必須の手技 ～聴診器のように気軽にエコーを使おう～

　本特集ではPOCUSのうち，特に研修医の間に身につけておきたい心エコー（focused cardiac ultrasound：FOCUS），肺エコー，下肢血管エコー，腹部エコーについてとりあげました．またこれからますます広まってくるであろう横隔膜エコーと関節エコーについても触れています．各項目の執筆は，日々救急外来や病棟の最前線でPOCUSを含めた研修医指導にかかわり，JHospitalist Network（JHN）のPOCUSコースでもインストラクターとして活躍されている先生方にお願いしました．POCUSは言うなれば"ACLS（advanced cardiovascular life support：二次救命処置）の超音波版"のようなもので，今後研修医にとって必須の習得手技になるでしょう．機器の小型化・軽量化のメリットを存分に生かし，聴診器代わりに気軽に超音波を使えるように本特集でPOCUSの基本を学んでいただければ幸いです．

　さいごに，本特集を刊行するにあたり，私のPOCUSのメンターであるテキサス大学のDr. Nilam J. Soniとブラウン大学の南太郎先生，また素晴らしい原稿をご執筆いただいた先生方に改めて感謝申し上げます．

編者を代表して　　山田　徹

参考文献

1）「Point of Care Ultrasound, 1st Edition」（Soni NJ, et al, eds），Saunders, 2014
2）Moore CL & Copel JA：Point-of-care ultrasonography. N Engl J Med, 364：749-757, 2011

Profile

山田　徹（Toru Yamada）

東京ベイ・浦安市川医療センター 総合内科・消化器内科
名古屋大学医学部医学系研究科 総合診療医学分野
JHospitalist network（JHN）POCUSコースディレクター
Soni先生，南先生と一緒にPOCUSコースを日本で立ち上げてから早3年が過ぎました．POCUSがACLSのように研修医にとって当たり前のツールになるのをめざして活動中です．ぜひJHNのPOCUSコースも受講してみてください．

南　太郎（Taro Minami）

ブラウン大学医学部 内科
詳細はp.1051参照．

髙橋宏瑞（Hiromizu Takahashi）

順天堂大学医学部 総合診療科
日本病院総合診療医学会 若手部会代表
三銃士
合言葉はPEC：Passion, Education, Challenge
超音波はくり返すことでスキルが上昇し，自信をもって臨床に活かせるようになります．また，体系的な超音波指導は研修医に非常に好評です．このタイミングでぜひ身につけましょう．

Webで動画が見られます

本特集内で ▶movie マークのある図については，
動画を Web でご覧いただけます．ぜひご活用ください．

※動画閲覧には標準的なインターネット接続環境が必要です

スマートフォン・タブレットから見る

● ▶movie マークのある図に併記されている **QR コードから直接閲覧できます**

PC から見る

❶ **羊土社ホームページ**にアクセス（下記 URL 入力または「羊土社」で検索）

https://www.yodosha.co.jp/

❷ **［書籍・雑誌付録特典］ページに移動**
羊土社ホームページのトップページに入り口がございます

❸ **コード入力欄** に下記コードをご入力ください

コード： **cva-quok-iiig** ※すべて半角アルファベット小文字

※ 羊土社会員への登録は不要ですが，ご登録いただくと 2 回目以降のアクセスコード入力を省略できます
※ 羊土社会員の詳細につきましては，羊土社 HP をご覧ください
※ 付録特典サービスは，予告なく休止または中止することがございます．本サービスの提供情報は羊土社ホームページをご参照ください

※ QR コードは（株）デンソーウェーブの登録商標です

特集 エコーを聴診器のように使おう！ POCUS

超音波の原理と機器の設定

南　太郎

①超音波の原理を理解することでPOCUSをより理解することができる

②超音波は体内を（だいたい）一定のスピードで進む．エコーの機械はその特性を利用し画像を作成する

③超音波の速度 v（m/秒）＝ 振動数 f（Hz）× 波長 λ（m）

④振動数が多ければ波長は短く，振動数が少なければ波長は長くなる．波長の長短は画像の解像度につながる

⑤超音波のエネルギーは，振動数が多いほど，また通過する距離が長いほど減衰する（attenuation）

⑥通過する物質によってエネルギーの減衰が異なる．水では減衰は少なく，骨や膜などでは減衰が大きい．減衰の多少によって画像の白黒は決まってくる

⑦機器の設定では，gain，depthが大切である．オリエンテーションの正しい把握は画像の正しい理解にとって必須である

⑧アーチファクトは「超音波が人体の中を一定のスピードで，まっすぐに進み，体内で1回反射され，そこからまっすぐ戻ってくる」という前提から外れるときに生じる．アーチファクトの正しい理解は画像の正しい理解につながる

■ はじめに

　まずはこの特集のはじめの稿で超音波の原理について学んでいきたいと思います．え？ 超音波の原理？ そんなものはどうでもいいからさっさと実際のPOCUSについて教えてよ，と熱意に燃えている皆さんは思うかもしれません．でも原理を学ぶことは，回り道のよう

[特集] 超音波の原理と機器の設定

に見えて実は，POCUSを効率よく学ぶことにつながるのです．超音波の原理がわかっていると，枝葉末節の知識を覚える手間暇が大分減らせるのです．例えば超音波のプローブ，たくさん種類がありますよね．どのプローブをどんなときに使ったらよいのか迷うかもしれません．でも超音波の原理とプローブの構成さえしっかりわかっていれば，使い方はおのずとわかるはずです．画像も白が骨で黒が水だったっけ？とかく医学の世界は覚えることが多すぎる…と思われるかもしれませんが，これだって超音波の原理や観察する物質の特性を把握していればおのずと理解できることなのです．ですから少し我慢してここはおつきあいください．

1 超音波の定義

というわけでまずは超音波の定義から．超音波は人間の耳では聞こえないほどの振動数の多い音波のことです．人間の耳では20 Hz〜20,000 Hzまでの音を聞くことができますが，それ以上の振動数をもつ音波は人間の耳で聞きとることができません（ちなみにHzとは振動数の単位で，1秒間に波が振動する回数を表しています．10 Hzだったら，波が1秒間に10回振動するということです）．この非常に振動数が多い音波を超音波というわけです[1]．エコーの機械はこの超音波が人体の中で反射して戻ってくる特性を利用して，画像を描出しています．医学の世界で使う超音波の振動数は1〜30 MHzといわれています．つまり1秒間に100万回〜3,000万回振動する音波を利用しているわけですね．余談ですがコウモリも飛行中に超音波を利用して前方の位置を確認しているってご存じでした？フランスの救急蘇生超音波学会CEURF（Cercle des Echographistes d'Urgence et de Reanimation Francophones）のシンボルはコウモリになっています[2]．

2 超音波の原理

1) 超音波の速度と振動数，波長の関係

次に超音波の特性について．物理の話になって恐縮ですが，波（超音波を含む）の速度は，振動数 × 波長で求められます．

速度 v（m/秒）＝ 振動数 f（Hz）× 波長 λ（m）

高校の物理を思い出してみてください（え？生物・化学選択だった？すみません，じゃ，そういうことになっている，とここではいったん理解してください）．ここで速度（v）が一定という仮定をすれば，振動数と波長は反比例の関係になります．つまり，振動数（f）が多くなれば波長（λ）は短くなりますし，逆に振動数が少なければ波長は長くなります．超音波は人体の中を一定の速度で進みます（1,540 m/秒）ので，この法則がよくあてはまります．正確には，部位によって超音波は速く進んだり遅く進んだりしますが（表），ここで

は簡便にするためそのように考えてみてください．また実際に，医療用超音波機器はその前提に立って情報を処理します．この原理を利用すれば超音波の振動数が多ければ多いほど波長は短く，すなわち画面の解像度は高くなります．逆に振動数が少ないと波長は長く，解像度は悪くなります．よろしいでしょうか？ これはラジオのAM局よりもFM局の方が音の品質がよいのと似ています．

じゃあ振動数の多いプローブだけを使ったらよいじゃないかって？ 鋭い質問です．なぜそうしないのかは以下に説明します．

2) エネルギーの減衰（attenuation）

もう1つ，超音波は体内を進めば進むほどエネルギーが減衰するという原理があります．これをattenuationといいます．振動数が多ければ多いほど，同じ距離を進んでも，よりエネルギーが減衰します．また体の部分によって，エネルギーが比較的保たれる部位〔例えば水（血液）〕とそうでない部位（例えば骨や肺）があります．つまり振動数が多ければ（＝波長が短ければ）超音波が到達できる深度は浅くなり，振動数が少なければ（＝波長が長ければ）到達できる深度は深まるわけです．attenuationの単位はdB/cmといい，この数字が高ければ高いほど超音波は同じ距離を進んでもより減衰します．この表を見ると，水の値は非常に低く，逆に骨や空気では非常に高い値であることがわかります．つまり超音波は水の中ではエネルギーを減衰することなく通過し（ほとんど反射されずに通過し），逆に骨や空気であればエネルギーが非常に減衰される（ほとんどが反射される）ためにその先を通過することができません．

超音波が反射されずにその場所を素通りすると，反射され戻ってくる超音波の信号は弱いので黒く表示されます．水や液体が画面上で黒く表示されるのはそのためです．逆に超音波がある物質の表面で反射ばかりされると，多くの信号がプローブまで戻ってくるために画面上の輝度は高くなります．超音波が骨の表面や膜を通過するときはそういった理由で画面上では白く表示されます．肝臓や腎臓のような実質臓器の場合には，一部の超音波は通過し，一部は反射されるため画面上では灰色で表示されるわけです（図1）．

超音波の速度・振動数・波長の関係，そしてattenuation，この2つの原理を理解すれば

表 体内の部位による超音波の速度・attenuation coefficientの違い

	速度（m/秒）	attenuation coefficient（dB/cm）
水	1,480	0.0022
軟部組織	1,540	0.3〜0.8
脂肪	1,450	0.5〜1.8
骨	4,080	13〜26
空気・肺	330	40

attenuation coefficient：減衰係数
文献1，3を参考に作成．

実際の臨床に応用できます．体の深いところを調べたいときには超音波がちゃんと到達できるように振動数の少ないプローブを使いますが，振動数は少ないので波長は長くなり画像の解像度は落ちます．また体表面を調べたいときには，超音波が深いところまで到達する必要はありませんので，振動数が多いプローブを使います．体の深いところは調べられませんが，波長は短くなり画面の解像度は高くなります．

ほら，原理を少し学べば応用って比較的簡単に利きますよね？　つまり，超音波の原理を理解するとこうして，どのような場所の検査にどの振動数のプローブが適しているかがわかるし，画面が理解しやすくなるわけです．プローブの選択のときに迷うことも少なくなります．

3 プローブのしくみと使い分け

1）プローブのしくみ

プローブの中にはpiezoelectric crystalという特殊な水晶が組み込まれていて，この水晶が電流を受けることによって振動し超音波を生み出します．この水晶は逆にレシーバーにもなっていて，体内で反射されて戻ってきた超音波を電流（信号）に換える機能もあります．

実はプローブが超音波を発信するのは全体の時間の1％未満で，残りの99％以上は受信に徹しています．ちょっと難しい言葉になりますが，この割合のことを英語でduty factorといいます．プローブというのは口数は少なく，基本的に聞き役に徹する人のようなものです（そういう人って大事ですよね）．ドプラエコーを使うときなど，違う場合もありますが，基本的にはプローブの発信・受信はこのようにして成り立っていると覚えてください．

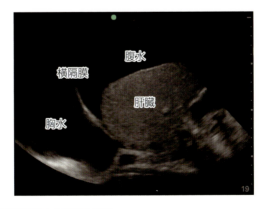

図1　各物質の画像上での見え方
この画像は物質によるattenuation coefficientの違いをよく表しています．水（胸水，腹水）は反射があまり起こらないために黒く，逆に膜（横隔膜）は反射が強いために白く映ります．その中間の実質臓器（肝臓）は灰色に映るのがわかります．

2）プローブの種類

さて，プローブにはいくつもの形がありますが，一番大きな違いは振動数の違いです．先ほどの復習になりますが，振動数が多いプローブを使うということは波長が短くなるということです．なぜならば超音波のスピードは一定だからです．波長が短いということは高精度の画像をつくることができます．それならば，いつでもどこでも振動数の多いプローブを使ったらいいじゃないか，と思う方もいらっしゃるかもしれません．でも思い出してください，振動数が多ければ多いほど，超音波は減衰しやすくなるのです．体内で超音波が減衰しやすいということは，深いところまで届かないということです．つまり振動数の多いプローブは人体の深い部分の検査には向かず，表面の検査に向いているということです．

さらに，超音波の進み方によって，リニア型（linear），セクタ型（米国ではphased arrayといいます），コンベックス型（curvilinear）といくつか形が異なります．リニア型は超音波が体内をプローブの表面から垂直に直進しますが，セクタ型やコンベックス型は超音波をさまざまな角度に放射することで体内の広い範囲をカバーするようになっております．リニア型は狭い範囲を観察する，つまり多い振動数で体表面を観察するときに用いられることが多く，逆にセクタ型やコンベックス型は広く深く観察する際によく用いられます（図2）．

4　画像のつくり方

さて，ここまで学んできたことをふまえて，次に実際エコーの機械が超音波の情報をもとにどのように画像をつくり出すかをみてみましょう．

エコーの機械は先ほど述べた，超音波が人体の中を一定の速度で移動するという前提に基づいて画像をつくっております．プローブが超音波を発信してから反射され戻ってくる

A）セクタ型（phased array）

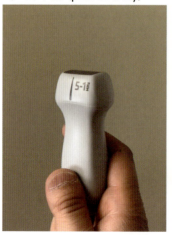

B）リニア型（linear）

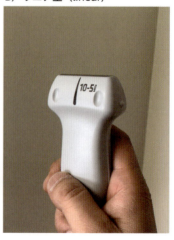

図2　プローブの種類

までの時間がわかれば，速度がわかっているために反射された場所までの距離がわかります．その信号の戻ってくるまでの時間と強度をもとにエコーの機械は画像をつくり出すわけです．先ほども述べましたが信号が強ければ強いほど画面上では白く映ります．逆に信号が弱ければ画面上では黒く映ります．つまり体内の各部位のattenuationによって画面の白黒が決まってくるということです．

5 POCUSにおける機器の設定

1) gain, depth

さて，エコーの機械の設定について少しだけ述べます．さまざまな会社がさまざまなPOCUS用の機械を出してきています（ここ10年ほど，特にその勢いは加速しています）．見た目も少しずつ違います．また，エコーの機械を目の前にすると，ボタンが多すぎて戸惑うかもしれません．どう扱ってよいものやら途方に暮れる人もいるかもしれません．でも大丈夫．POCUSに限って言えば基本的に設定は2つだけ．どのエコーの機械にもついているはずです．それはgainとdepthです．gainとは平たく言えば画面の輝度．depthは超音波でどの程度の深度まで観察するかという設定です．POCUSではこの2つに注目してください．初心者は見えにくいととかくgainを上げすぎる（明るくしすぎる）きらいがあるので注意してください．またdepthの調節も非常に重要です．対象物を，水平方向にも，垂直方向にも画面の中央に置くように心がけてください．画面の解像度はそこが一番高くなります．エコーの機械に触れる際はこの2点に常に気をつけてみてください（図3）．

A) gainが強すぎ（明るすぎ）

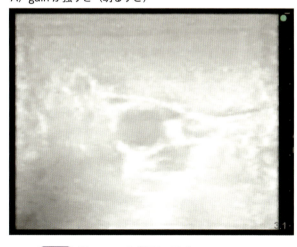

B) depthが深すぎ

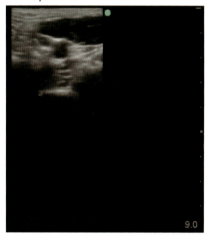

図3　避けるべき機器の設定
頸動脈を観察していますが，Aはdepthの設定はよいものの，画面が明るすぎる（gainが強すぎる），またBはgainの設定はよいものの，depthが深すぎることにお気づきでしょうか？

2) オリエンテーションマーカー

　gain, depth とともに重要なのがオリエンテーション（測定方位）です．画面の右側は患者さんの頭側？ 足側？ それとも患者さんの右？ 左？ オリエンテーションはとかく混乱の元となりがちです．ここでは大事なことを1つ申し上げると「プローブのノッチ（側面の小さな出っ張り）と画面のオリエンテーションマーカーは常に対応する」です．プローブを見ると多くの機器でノッチがついていると思います（機器によってはこれが細長い線だったりもします）．また画面をみると水色，もしくは白色の小さい丸が，通常右上に見えると思いますが，これがオリエンテーションマーカーです．この2つは常に対応しているということを覚えておいてください．POCUSに限らずオリエンテーションの確認は常に重要ですが，さまざまな位置にプローブを動かすFOCUS（心エコー）や，エコーを用いて手技を行う場合など（例えば中心静脈穿刺）では特に注意が必要です．ともするとオリエンテーションは非常に混乱しがちな要素ですが，「画面の丸とプローブのノッチが対応」ということを常に覚えておいてください．

6 アーチファクト

　原理を学べば，どのようにアーチファクト（artifact）ができるかも理解しやすくなります．超音波は体内を同じ速度でまっすぐに進み，ある場所で1回反射されプローブまでまっすぐに戻ってくるという前提で画像を描出しています．この前提から外れるときにアーチファクトが発生します．エコーの機械は超音波が何回も人体の中を行き来する場合や，超音波が直進しない場合，スピードが一定しない場合，つまり「想定外」がきても区別がつかないので，前提をもとにして画像を構成します．ですから実際の超音波の伝わり方が前提と異なる場合，画像が奇妙に見えてくるわけです．アーチファクトは超音波を使ううえで日常的に遭遇します．けっして珍しい現象ではありません．ですからアーチファクトの正しい理解は，POCUSの正しい理解につながります．以下に具体例をみていきましょう．

1) reverberation artifact

　上にも述べたようにエコーの機械は超音波が人体の中で1度きり反射して戻ってくることを大前提として画像を描出しておりますが，何度も超音波がプローブと体内を往復している場合にはそれを誤って解釈してしまいます．例えば胸膜の表面で反射された超音波がプローブの表面ではじき返され再び人体に戻ることがあります．2度，3度と同じルートを通過して最終的にプローブまで戻るために，2倍，3倍と時間がかかることになります．するとエコーの機械はこれらの超音波が2倍，3倍深いところから戻ってきていると勘違いするために，別の場所にまで胸膜を描出してしまいます．これをreverberation artifactと呼び，肺エコーでは非常によく見かける所見です（図4）.

[特集] 超音波の原理と機器の設定

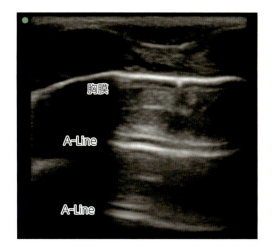

図4 reverberation artifact
超音波が胸膜とプローブの間を何回か行き来すると，エコーの機械は「超音波は1度体内で反射され戻ってくる」という前提で画像を作成するために平行な白い線が何重にも描出されることになります．肺エコーではA-lineと呼ばれます．

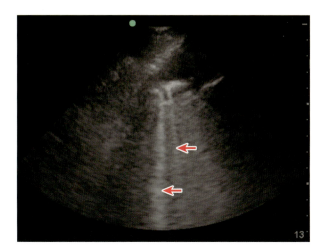

図5 ring down artifact
ring down artifact（→）はしばしば肺エコーで認められます．肺水腫，肺炎などで水が空気に囲まれている状態になることがあるからです．肺エコーではB-lineと呼ばれます．

2）ring down artifact

　reverberation artifactと似たような現象にring down artifactがあります．水が空気に囲まれているような構造に超音波が当たる場合，水分子が超音波に共鳴して信号を出すので，エコーの機械は水の背後からも反射が起こっていると勘違いし，水の後ろにも白い線を引いてしまいます（図5）．

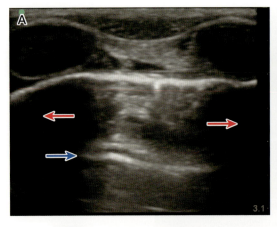 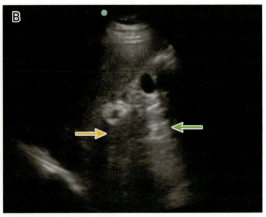

図6 attenuationに関連したアーチファクト
A) shadowing：肋軟骨の後部は黒い影（→）となります．同時にreverberation artifact（→）も見えていることに注目．
B) enhancement artifact：胆嚢（液体）の後部が逆に白い影（→）となります．気をつけてみるとほかの部位（血管の後部：→）にも認められることに注目．

3) attenuationに関連したアーチファクト

超音波のattenuationは通過する物質によって違いますので，ある深度に到達したときの超音波のエネルギーは部位によりさまざまです．ですからそれによりさまざまなアーチファクトが生じてきます．

❶ shadowing

attenuationの高い物質（例えば骨・空気）を通過する場合，表面で超音波が反射されてしまうので，その背後には超音波が届きにくくなり，画像上は黒い影となります．この場合，黒いからといってそこに水が存在するわけではなく，そこからの信号が戻ってきにくいために生じる現象です（図6A）．

❷ enhancesment artifact

逆に超音波があまりattenuationの高くない物質（例えば水）の中を移動した場合に，ほかの場所と比べてエネルギーを比較的保ったまま次の場所に移動します．その場合，エネルギーを高く保っているがために，反射されて戻ってくる信号はほかの区域に比べて強くなります．これをenhancement artifactといいます（図6B）．

まだほかにもたくさんのアーチファクトは存在しますが，重要なものをいくつかあげてみました．いかがでしたでしょうか？ くり返しになりますがアーチファクトの正しい理解は画像の正しい理解につながります．

[特集] 超音波の原理と機器の設定

■ 文 献

1）「Feigenbaum's Echocardiography, 7th Edition」（Armstrong WF & Ryan T, eds），Wolters Kluwer, 2010
　↑循環器医のための心臓エコーの教科書で，英語だし分厚いし，なかなか読む気になりませんが（←おい！），第2章の"Physics and Instrumentation"はなかなかよくまとまっています．ちなみに英語で"echo"というと大体echocardiographyのことをさし，一般的な超音波検査はultrasonographyといわれることが多いです．だからアメリカ人に肺エコー，腹部エコーと言っても通じないかも．この違いっておもしろいですね．

2）CERCLE DES ECHOGRAPHISTES D'URGENCE ET DE REANIMATION FRANCOPHONES：http://www.ceurf.net/en/index.htm
　↑Lichtenstein先生率いるCEURFのホームページ．

3）Feldman MK, et al：US artifacts. Radiographics, 29：1179-1189, 2009
　↑artifactsについて大変よくまとまっている論文で，よく引き合いに出されます．

4）「Understanding Ultrasound Physics, 4th」（Edelman SK, ed），ESP, 2012
　↑超音波のphysicsというと定番の教科書です．タイトル通り1冊丸々超音波のphysicsという恐ろしい本ですが，非常にわかりやすく読みやすいのでさらに超音波のphysicsを突っ込んで学びたい方にはおすすめです．練習問題などがついていて，どちらかというと「学習参考書」の趣があります．

Profile

南　太郎（Taro Minami）

ブラウン大学医学部 内科
京都大学医学部卒業，2003年から米国にて内科の臨床留学をはじめブラウン大学内科チーフレジデントを経て，現在ブラウン大学医学部内科准教授．
ブラウン大学医学部では呼吸器集中治療科のUltrasound TrainingのDirectorとしてFellowを，また上記のように主に研修医のSimulation Trainingを指導し，医学部では医学生のための超音波コースのカリキュラムつくりに携わっております．アメリカ国内では，American College of Chest Physicians（ACCP）での超音波認定コース（COCコース）認定委員，呼吸器集中治療医のための超音波コースFaculty，また最近ではInnovative Use of Ultrasound（年次総会）のCo-ChairやAdvanced Echocardiography CourseのFacultyを拝命し，また最近ではボストンで毎年行われるNew England地区の集中治療フェロー達（Harvard, Tufts, Boston University など）のTraining CourseのCo-Directorとしても働いており，アメリカ国内でのPOCUS普及に努めております．日本ではここ数年JHN Ultrasound Course Director，京都大学医学部臨床准教授として皆様とおつきあいさせていただく機会をもたせていただいております．どうか宜しくお願い申し上げます．

特集 エコーを聴診器のように使おう！ POCUS

FOCUS
(focused cardiac ultrasound)

堤　健，北野夕佳

①FOCUSでは5つの断面で心機能を評価する
②FOCUSは巨視的に評価することが目的であり，心嚢液貯留，左室収縮能，右室拡大，IVC径・呼吸性変動を主に確認する
③エコー所見と臨床所見が合わないときは，臨床所見を優先する

はじめに

　心エコーはこれまで循環器医の特権的な検査であり，非循環器医にとっては高い障壁があり，行う機会がありませんでした．しかし，身体所見の延長線上として，簡易的なエコー評価を行うことを目的としたPOCUSが普及しはじめるにつれて，その流れが変わりつつあります．心エコーの専門性の高さは依然として変わりありませんが，focused cardiac ultrasound（以下，FOCUS）では，心臓に関して詳細な評価を行うのではなく規定のレベルまでの所見を確実に評価していくことを目的とします．非循環器医，さらには研修医でも目の前の患者さんの治療方針決定に必要な，簡易でありながら信頼性のある評価ができることをめざします．

1 セッティング

　まず，エコー本体を患者の右側に配置します．FOCUSでは患者さんの体位は左側臥位の方が描出しやすくなるため，状態が許せば体勢を変えてください．セクタプローブを選択し，Bモードにします．画面のオリエンテーションマーカーを画面右側に配置し，プローブのマーカー側を触って一致しているか確認します．depthは最初16～19cmと深めに

[特集] FOCUS (focused cardiac ultrasound)

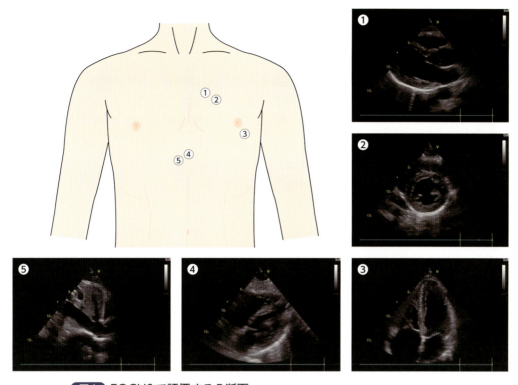

図1 FOCUSで評価する5断面
① 傍胸骨長軸像，② 傍胸骨短軸像，③ 心尖部四腔像，④ 心窩部四腔像，⑤ 下大静脈．
文献2を参考に作成．

設定するのがポイントで，これは心嚢液や下行大動脈といった構造物の見逃しを防ぐためです．

2 FOCUSでの評価部位

　通常の心機能検査では，傍胸骨・心尖部・心窩部の3カ所から，断面を変えて合計12断面での評価を行うことが一般的です．しかし，この評価は正確である反面，技量と時間を要するため，FOCUSでは**臨床的に特に重要な所見の評価が可能な**，以下の5断面での評価に絞っています[1]（図1）．

3 描出する5つの断面

1）傍胸骨長軸像

　第3〜4肋間胸骨左縁にプローブを当て，プローブマーカーを患者の右肩側に向けます（図2A）．図2Cのような構造物がすべて見えるようにプローブの位置を調整して描出しま

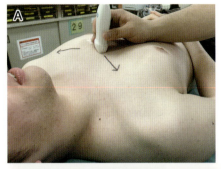
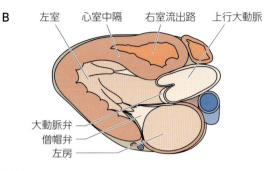
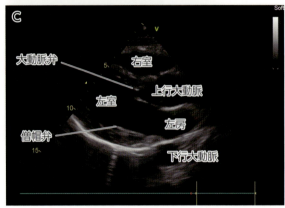

図2 傍胸骨長軸像の描出
A) プローブの当て方：ペンホールド型で握る．
B) 描出する断面．
C) 実際の描出像．

す．僧帽弁と大動脈弁が両方きれいに見え，左室が最大径になるところに微調整します．うまく描出できないときには，① 胸骨左縁第2〜5肋間でプローブを上下にスライドさせ，一番見やすい部位を探す，② しっかり左側臥位にする，③ 患者に呼気終末での息止めを指示する，といった方法があります．しかし，患者によってはそれでも描出が困難な場合があるので，そのときは諦めてほかの像で評価します．ほかの像を描出するための，基本となる像です．

2) 傍胸骨短軸像

　適切な傍胸骨長軸像を描出し，僧帽弁が画面中央にくるように調整します．そこからプローブを90°時計回りに回転させて，プローブマーカーを左肩に向けます（図3A）．回転させるときにズレることが多く，慣れない場合には，いったん画面から目を離して，右手でプローブを保持したまま左手を使って90°回転させるとよいでしょう．その後，プローブを微調整して図3Cのように乳頭筋レベルを描出し，左室が正円に見えるように調整します．1視野に1周すべての壁が描出できるため，左室収縮能の巨視的な評価に最も適しています．FOCUSでは，左室収縮能の評価には乳頭筋レベルのみを扱います．

3) 心尖部四腔像

　まず，適切な傍胸骨短軸像を描出し，そのまま心尖部に向かってプローブをスライドさせていきます．心尖部が見えなくなるかどうかのところでストップし，そこからエコービー

[特集] FOCUS (focused cardiac ultrasound)

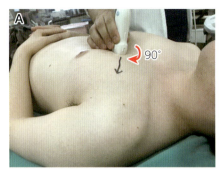
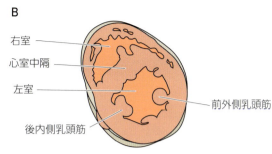
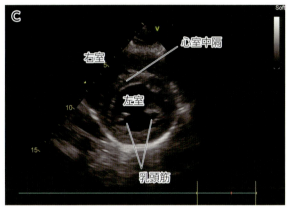

●図3● 傍胸骨短軸像の描出
A) プローブの当て方.
B) 描出する構造物.
C) 実際の描出像.

ムが右肩に向くように傾けます．このとき，プローブマーカーは左肩を向いたままです（図4A）．図4Cのように**心室中隔が画面中央で垂直になるような像が理想的**で，なるべく**四腔すべてが最大に描出される断面を探します**．さらに心尖部が大きく上下することがない（＝ through plane motion がない）ことを確認します．うまく描出できないときは，傍胸骨短軸像からやり直したり，しっかりと左側臥位にしてみたり，と調整する方法がありますが，初学者には比較的難易度の高い像です．

4）心窩部四腔像

　まず，患者を仰臥位にして剣状突起の裏に滑り込ませるようにプローブを押し当てます．プローブマーカーは患者の左手側に向けます（図5A）．プローブを心臓の方向に向け，位置を微調整して図5Cのように**四腔と僧帽弁・三尖弁がすべて描出されるような像**を描出します．うまくできないときには，患者に膝を曲げてもらって腹直筋をゆるめたり，深吸気で息止めをして，心臓を足側に下げます．胃泡で見えないときには，プローブを患者の右手側にスライドし，肝臓越しに描出すると見えやすくなります．

　この像の最大の特徴は，仰臥位で施行でき，初学者でも像が描出しやすいことです．1）〜3）の像が描出しにくい**肺気腫の患者や心肺停止で胸骨圧迫を行っている患者を評価する際に非常に有用**です．また，心嚢液の検出感度が高いことや，拡張期の右室の虚脱の評価がしやすいことから，**心タンポナーデを疑った場合にも有効**で，そのまま心嚢穿刺の剣状突起下アプローチに移行ができます．

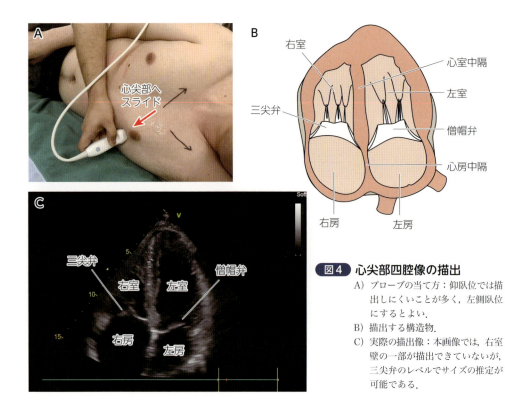

図4 心尖部四腔像の描出
A) プローブの当て方：仰臥位では描出しにくいことが多く，左側臥位にするとよい．
B) 描出する構造物．
C) 実際の描出像：本画像では，右室壁の一部が描出できていないが，三尖弁のレベルでサイズの推定が可能である．

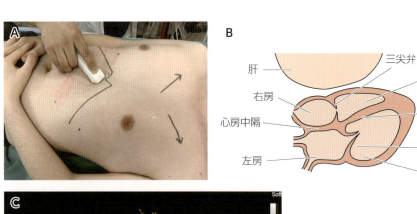

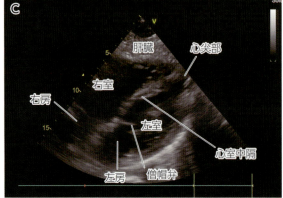

図5 心窩部四腔像の描出
A) プローブの当て方：この像だけプローブの持ち方がペンホールド型ではないことに注意．深い位置から心臓を仰ぎ見るイメージで描出する．
B) 描出する構造物．
C) 実際の描出像：本画像では三尖弁ははっきり描出できていない．

5）下大静脈

　下大静脈（inferior vena cava：IVC）は，心窩部四腔像を描出した状態から，プローブを体表に垂直に起こし，プローブマーカーが頭側に向くように反時計回転させていきます（**図6A**）．心窩部四腔像を描出した時点でIVCを同定しておき，画面で追いかけながらプローブを回転させるとわかりやすいです．**図6C**のようにIVCと右房の合流部と，肝静脈がIVCに合流する場所をすべて描出できるのが理想です．

　IVCを見るときには，心エコーよりdepthを深く（20 cm程度）設定すると見えることが多いです．

　初学者が最初に起こすミスは，大動脈との誤認です．それを防ぐためには，上記のように ① 右房への流入や ② 肝静脈の流入を見つけるのが最適ですが，描出できない場合には，③ まず大動脈を描出してから，患者から見て右側にプローブをスライドさせる，④ 拍動がないことを確認する，といった鑑別方法があります．

　IVC径の計測場所として，① IVCと肝静脈の合流部の足側，② 右房とIVCの合流部から

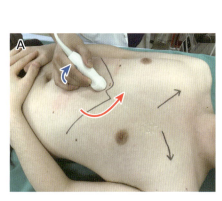
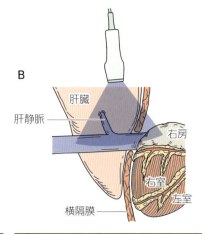
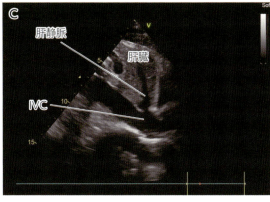
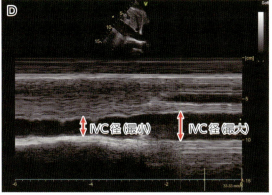

図6　下大静脈の描出
A）プローブの当て方：FOCUSでは，プローブマーカーが頭側になるようにした状態で，IVCを評価する．
B）描出する構造物．
C）BモードでのIVCの描出．
D）MモードでのIVC径の計測．
Bは文献1より転載．

2 cm足側などがあります[1, 3]が，いずれもおおむね似たような場所での測定となるため，どちらでもかまいません．

4 FOCUSでの評価項目

　FOCUSで評価する項目はシンプルで，① 心嚢液貯留の有無，② 左室収縮能，③ 右室拡大の有無，④ IVC径・呼吸性変動です．それぞれについて述べます．

1）心嚢液貯留の有無（図7）

　心嚢液貯留の有無は，特に**心窩部四腔像において感度が高い**といわれていますが，すべての像で評価します．心嚢液を認めた場合の定量評価として，心嚢液の厚さ（壁側心膜と臓側心膜の間の直線距離）による分類があり，貯留量は心嚢液の厚さが1 cm未満であれば少量，1〜2 cmであれば中等量，2 cmより厚ければ多量と考えます．心嚢液貯留は体位，場所によって差があるため，最も多く貯留している部位で拡張期に測定します[1]．

　そして心嚢液の評価において最も重要なのが，心タンポナーデを呈しているかどうかの判断です．心タンポナーデはあくまで臨床診断であり，**心嚢液貯留量が少ない場合でも急速な貯留では起こりうる**，ということを押さえておく必要があります．すなわち，「循環動態不安定＋心嚢液貯留あり」では常に心タンポナーデの可能性を頭においておく必要があります．

　心エコーでは，**右房の収縮期虚脱**（感度94％, 特異度100％）[4]や**右室の拡張期虚脱**（感度60〜90％, 特異度85〜100％）[5]などの所見が心タンポナーデの診断の参考にはなりますが，エコー所見に依存しすぎるのは危険です．また，IVCの呼吸性変動消失が感度97％という報告[6]がありますが，外傷などで出血性ショックを合併している場合には，必ずしもIVCが拡張しない可能性があることを知っておく必要があります．

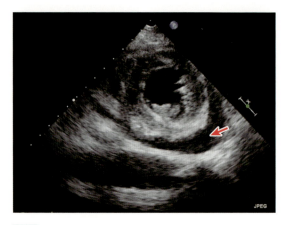

図7 心嚢液貯留
傍胸骨短軸像．左室周囲に心嚢液貯留（→）を認める．

2）左室収縮能

　FOCUSは，左室収縮能をhyper dynamic・normal・reduced・severely reducedの4つに分類し，巨視的に評価することを目的としています[1]．測定などはせず，見た目で大まかに判断します．その際に，評価すべき点が以下の3つです[7]．

> ① 心内膜の内方運動：左室心内膜がどの部位も内腔側に均一に収縮しているか
> ② 壁厚の増大：左室心筋がどの部位も収縮期に40％くらい肥厚しているか
> ③ 前尖の動き：僧帽弁前尖が左室拡張期に心室中隔の1cm未満まで近寄っているか

　局所の壁運動に関しては，日米の心エコー図学会で採用している6分割法がありますが，FOCUSでは局所壁運動の低下は評価しません．巨視的に収縮能を評価することが重要です．1周すべての壁が1視野で観察できるという点で，傍胸骨短軸像乳頭筋レベルは収縮能の過大・過小評価が最も少ないとされています．

　もし局所壁運動の低下が疑われたら，FOCUSだけで評価せず精査目的の心エコー依頼や循環器内科コンサルトを考えてください．詳細な壁運動低下の評価は非常に熟練度を必要とするものです．初学者が安易に壁運動正常と判断して，心筋虚血を疑う患者の治療方針を決定するようなことがないように注意してください．

3）右室拡大の有無（図8）

　右室の拡大の評価に最も適しているのは，心尖部四腔像です．大まかには右室＞左室でないかどうかがポイントですが，右室拡大の程度の基準[8]として次の3つがあります．

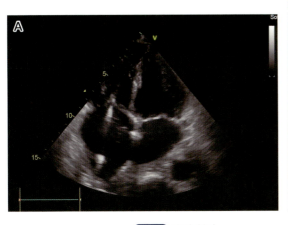

図8　右室拡大
右室の明らかな拡大を認める．
A) 症例1：心尖部四腔像．ペースメーカーリードあり．
B) 症例2：心窩部四腔像．
Bはブラウン大学 内科　南 太郎先生よりご提供．

正常：左室径の2/3以下
中等度拡大：左室径の2/3以上
高度拡大：左室径より大きい

心窩部四腔像は心尖部四腔像が描出困難な場合に有用です．

4）IVCの評価（径・呼吸性変動）

IVCの測定は，**3** 5）で解説した部位で行います．評価するのは，最大径と虚脱率（呼吸性変動）です．歴史的にIVCが有用とされてきたのは，① 補液反応性，② 中心静脈圧推定であり，②に関して表のような基準があります．①の観点からも再評価されつつあります．簡便かつくり返して評価可能であり，手技に習熟しておく必要があります．ただし，エコービームの断面や測定場所のズレで値が変わりやすく，検者間誤差が生まれることがあります．また，陽圧換気はもちろん患者の呼吸状態でも容易に影響を受けるため，ほかの指標と総合的に評価する必要があります．

5）Next step：弁膜症評価

FOCUSでは，あくまで巨視的に評価することが目的のため，弁膜症の評価は行いませんが，上記評価に慣れてきたら，次のステップとして行ってみるとよいでしょう．まずはFOCUSで基本の5つの断面を正しくすみやかに出せるようにトレーニングすることが，弁膜症評価等への確固たる土台となります．

おわりに

読者の皆様に忘れないでほしいことが2つあります．1つ目は，エコーは非常に便利で有用な情報をもたらしてくれますが，決して病歴・身体所見をスキップして行うべきものではないということです．検査はあくまで検査であることを忘れず，臨床所見とエコーの所見に乖離がある場合には必ず臨床所見を優先してください[1]．2つ目は，心エコーは非常に専門性の高い，評価の難しい検査であることを常に頭においておく必要があるということです．ベッドサイドで実際に患者さんを診ている非循環器医が評価を行うことに大きな

表 IVC径と虚脱率に基づく中心静脈圧の推定

	IVC径と虚脱率※	中心静脈圧 (mmHg)
正常	≦21 mm かつ>50%	0〜5
中間	中間	5〜10
高い	>21 mm かつ<50%	10〜20

※注：自発呼吸患者における sniff（鼻をすする動作）での測定[9].
虚脱率＝（IVC最大径－IVC最小径）/IVC最大径×100（%）
文献9より作成.

[特集] FOCUS (focused cardiac ultrasound)

意味がありますが，特に初学者のうちは決して自分の所見を過信せずに，適宜上級医や専門科へのコンサルテーションが必要です．患者さんによりよい治療を提供するために，コンサルテーションすることは恥ずかしいことではありません．

FOCUSは，従来の心エコーに比し，短期間のトレーニングで簡便かつ信頼性のある臨床情報を入手できる強力なツールです．これらの注意点を頭においたうえで，気軽にFOCUSを使いこなしていきましょう．

■ 引用文献

1) 「Point of Care Ultrasound, 1st Edition」(Soni NJ, et al, eds), Saunders, 2014
   ↑一冊通読すれば，必要な知識がすべて集約されています．動画資料もあり，著者の努力の結晶と思いますので，通読をお勧めします（北野通読しました）．

2) Via G, et al : International evidence-based recommendations for focused cardiac ultrasound. J Am Soc Echocardiogr, 27 : 683.e1-683.e33, 2014

3) Wallace DJ, et al : Inferior vena cava percentage collapse during respiration is affected by the sampling location : An ultrasound study in healthy volunteers. Acad Emerg Med, 17 : 96-99, 2010

4) Gillam LD, et al : Hydrodynamic compression of the right atrium : a new echocardiographic sign of cardiac tamponade. Circulation, 68 : 294-301, 1983

5) Singh S, et al : Right ventricular and right atrial collapse in patients with cardiac tamponade--a combined echocardiographic and hemodynamic study. Circulation, 70 : 966-971, 1984

6) Himelman RB, et al : Inferior vena cava plethora with blunted respiratory response : a sensitive echocardiographic sign of cardiac tamponade. J Am Coll Cardiol, 12 : 1470-1477, 1988

7) Silverstein JR, et al : Quantitative estimation of left ventricular ejection fraction from mitral valve E-point to septal separation and comparison to magnetic resonance imaging. Am J Cardiol, 97 : 137-140, 2006

8) Lai WW, et al : Accuracy of guideline recommendations for two-dimensional quantification of the right ventricle by echocardiography. Int J Cardiovasc Imaging, 24 : 691-698, 2008

9) Rudski LG, et al : Guidelines for the echocardiographic assessment of the right heart in adults : a report from the American Society of Echocardiography endorsed by the European Association of Echocardiography, a registered branch of the European Society of Cardiology, and the Canadian Society of Echocardiography. J Am Soc Echocardiogr, 23 : 685-713, 2010

Profile

堤　健（Ken Tsutsumi）

聖マリアンナ医科大学横浜市西部病院 救命救急センター 救急・集中治療
千葉県の国保旭中央病院で内科の基本を学び，その後，自分の担当する患者がより重症になっても診られるようになりたいと思い，今の病院の門を叩きました．忙しいながらもみんなで楽しく重症患者管理をしています．ぜひ一緒に働きましょう！

北野夕佳（Yuka Kitano）

聖マリアンナ医科大学横浜市西部病院 救命救急センター 救急・集中治療
大学病院付属の市中病院（地域中核病院）です．総合内科〜内科系救急〜集中治療を1つの部署で担っており，成長するのに必要な症例は十分にあります．総合内科医として，もっと重症を診たい方，ぜひご連絡ください．後期研修医・スタッフとも募集中です．

特集 エコーを聴診器のように使おう！ POCUS

【コラム】

FOCUSのポイントと
ピットフォール
循環器専門医の視点から，初心者のために

柴山謙太郎

①FOCUSは初心者でもベッドサイドで施行できる心エコーである
②FOCUSは身体所見の1つとして簡便な病態評価に活かすことができる
③決められた流れでFOCUSを評価することで診断につながる

はじめに

　　超音波検査は低侵襲かつ低コストで即時性が高いことから，ERや病棟などベッドサイド（point of care：POC）で有用な検査であることが知られています．しかし，心臓超音波検査（心エコー）は専門性が高く，対象疾患の緊急性が高いため，初心者にとって近づき難い存在と思われがちです．一方，本邦の研修制度の変化や救急医の専門化により，循環器専門医以外が循環器疾患の初期対応にあたる機会が増えたことで，POCで施行する心エコー（POC心エコー）への興味が高まっているのも事実です．本稿では専門医の視点からFOCUSの概念，適応，ピットフォール，そして評価の進め方について述べます．

1 FOCUSとは

　　ベッドサイドで施行する心エコーとして「focused cardiac ultrasound（FOCUSあるいはFCU）」という概念が提唱されています[1~3]．この概念は心エコーの専門領域でも注目されています．FOCUSは「決められたBモード基本断面をもとに，決められた特異的所見の有無を評価する経胸壁心エコー図検査」と定義されます[1~3]．初心者であってもFOCUSを用いれば，身体所見の1つとして簡便に病態評価を行うことができます．

　　一方，「limited echocardiography」は「知識と専門性により診断に帰する経胸壁心エ

[特集] FOCUSのポイントとピットフォール

コー図検査」と定義されており[1～3]，FOCUSと比べてより高度な心エコーです．

 ここがポイント
初心者であってもFOCUSによりベッドサイドで心エコー評価が可能となる．

2 FOCUSの適応

血行病態が不安定な症例で，原因が明らかでない場合はすべてFOCUSのよい適応となります．エコーウインドウ（プローブによる超音波の入射可能な部位）が全くない症例は評価が困難ですが，そのような症例はきわめて少ないです．また，他検査を優先すべき状況では，FOCUSのタイミングを考慮する必要があります．

 ここがポイント
FOCUSは低侵襲かつ即時性が高く適応外となることはきわめて少ない．

3 FOCUSのポイント・ピットフォール

FOCUSは基本断面を傍胸骨アプローチの左室長軸像・短軸像，心尖部アプローチの四腔像，心窩部アプローチの四腔像・下大静脈像として，以下の評価ポイントやピットフォールを念頭においてチェックします[1～3]．基本断面，描出のしかたと詳しい評価方法は別稿の「FOCUS（focused cardiac ultrasound）」（pp.1052～1061）を参照してください．

1）左室拡大

傍胸骨長軸像の左室径が重要な指標となりますが，FOCUSではスケールを用いた目測で構いません（図1）．

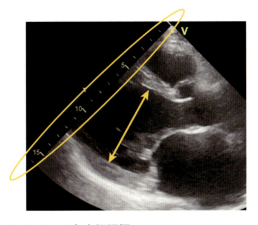

図1　FOCUSでの左室径評価
傍胸骨長軸像でスケール（○，1 cm目盛り）を用いて左室拡張末期径（→）を目測する．本症例では，6 cmを超えており拡大している．

2）左室収縮能

傍胸骨長軸像では心尖部の収縮を評価できないことに注意します．心尖部や左室全体の評価には，心尖部四腔像や心窩部四腔像を併せてチェックすべきです．また，FOCUSに必須ではありませんが，心電図変化と一致した局所壁運動異常は急性冠症候群に特異度の高い所見です．

3）右室拡大

FOCUSに必須ではありませんが，収縮期の心室中隔の平坦化やMcConnell徴候（心尖部以外の右室壁運動が高度低下する所見）も参考にします．

4）心囊液

胸水との鑑別に傍胸骨長軸像を用います（図2）．心タンポナーデをきたしうる右室前面の心囊水の評価には心窩部四腔像が有用です．

5）下大静脈サイズおよび呼吸性変動

血行動態が不安定な際，下大静脈の評価は特に鑑別に重要な指標となります．下大静脈のサイズは10 mm未満で虚脱傾向と考え，21 mmより大きければ拡大とします．心停止や人工呼吸器下では病態によらず拡大を生じることに注意します．

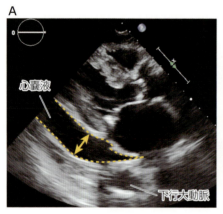 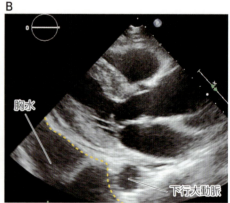

図2　心囊液と胸水の鑑別
傍胸骨長軸像で心囊液（A）は下行大動脈と心臓の間に陥入する．
胸水（B）は陥入していない．

4 臨床に役立つFOCUSの使い方

臨床にFOCUSを活かすコツは，評価ポイントを決まった流れで解釈していくことです（図3）．FOCUSで何らかの疾患を疑う場合，さらにlimited echocardiographyやその他検査を用いて確定診断を進めます．

 ここがポイント

FOCUSの評価をフローチャートをもとに進めて診断につなげる．

1）下大静脈の虚脱

下大静脈の虚脱がある場合，循環血液量低下や末梢血管床が増大する疾患が推測されます．

- 循環血液減少（出血，脱水，血管透過性亢進）
- 血液分布異常（神経原性，敗血症，アナフィラキシー）

2）心嚢液貯留

心血管の機械的損傷による急性の心嚢液貯留では，心タンポナーデにより急速に血行動態が悪化します．一方，慢性心嚢液貯留では血行動態が破綻しないことが多いです．

- 心タンポナーデ（左室自由壁破裂，急性大動脈解離，胸部外傷）
- 心膜心筋炎（感染性，炎症性，好酸球性）
- その他（悪性腫瘍，甲状腺機能低下，膠原病，腎不全，右心不全，薬剤性など）

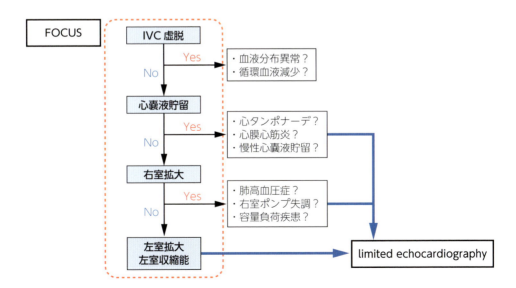

図3 FOCUSの評価の進め方
IVC：inferior vena cava（下大静脈）

表 左室拡大の有無と左室収縮能から推測する主な疾患

		左室収縮能	
		正常 or 亢進	低下
左室拡大	あり	・慢性逆流性弁膜症 ・先天性シャント疾患 ・高心拍出量症候群	・拡張型 or 二次性心筋症 ・進行した慢性心不全
	なし	・高度 AS ・HOCM ・急性弁膜症 ・高心拍出量症候群	・ACS：多枝疾患 ・ACS：LMT 病変 ・急性心筋炎

AS：aortic stenosis（大動脈弁狭窄症）
HOCM：hypertrophic obstructive cardiomyopathy（閉塞性肥大型心筋症）
ACS：acute coronary syndrome（急性冠症候群）
LMT：left main trunk（左冠動脈主幹部）

3) 右室拡大

右室拡大がみられる場合，肺高血圧や右室ポンプ失調，容量負荷疾患を考慮すべきです.

・肺高血圧症（肺血栓塞栓症など）
・右室ポンプ失調（急性冠症候群：右室梗塞）
・慢性容量負荷疾患（シャント疾患，三尖弁逆流症）

4) 左室拡大と左室収縮能 (表)

左室拡大症例では慢性心疾患が増悪した可能性を考慮します. 一方，左室拡大がなく血行動態が不安定な症例では急性の重篤な心血管疾患に注意します.

おわりに

FOCUSの背景を理解し，ポイントやピットフォールを念頭において評価を進めれば，FOCUSは研修医や非専門医にとって強力な臨床ツールとなりえます.

引用文献

1) Spencer KT, et al：Focused cardiac ultrasound：recommendations from the American Society of Echocardiography. J Am Soc Echocardiogr, 26：567-581, 2013

2) Labovitz AJ, et al：Focused cardiac ultrasound in the emergent setting：a consensus statement of the American Society of Echocardiography and American College of Emergency Physicians. J Am Soc Echocardiogr, 23：1225-1230, 2010

3) Via G, et al：International evidence-based recommendations for focused cardiac ultrasound. J Am Soc Echocardiogr, 27：683. e1-683. e33, 2014

[特集] FOCUSのポイントとピットフォール

■ 参考文献・もっと学びたい人のために

1）「Point of Care Ultrasound, 1st Edition」（Soni NJ, et al, eds），Saunders, 2014
　↑Point of Careで行う心エコーを含む超音波検査に関する全般的なテキスト.
2）「POC心エコーマニュアル」（柴山謙太郎，舩越 拓/著，渡辺弘之/監），文光堂，2018
　↑ベッドサイドで心エコーを活かすための必要最小限のポケットマニュアル.

Profile

柴山謙太郎（Kentaro Shibayama）

東京ベイ・浦安市川医療センター 循環器内科 医長 /
心血管イメージング教育プログラム ディレクター
専門：循環器内科学，心エコー図学，心臓弁膜症
千葉大学医学部卒業，倉敷中央病院，榊原記念病院，当院を経て
Cedars-Sinai Heart Institute (Los Angeles) へ留学. 2013年より
現職. 当院の心血管イメージング教育プログラムでは専門医・学位取
得，論文作成，学術発表をサポートしております. 詳細は当院HPを
ご覧ください. また，FOCUSに役立つ心エコー動画集をYouTube
に『POC心エコー』アカウントでアップしていますのでぜひご利用
ください.
POC心エコーを症例ごとにフローチャートを用いて詳細に解説した
実践テキスト「POC心エコー ただいま診断中！」（中外医学社）が
近日発行予定です.

| 特集 | エコーを聴診器のように使おう！ POCUS |

肺エコー

遠藤慶太，山田　徹

①lung sliding は臓側胸膜の呼吸性変動をみており，気胸の除外に有用である
②大まかに，A-line は肺もしくは胸膜下に十分空気があることを，B-line は肺実質に水があることを意味する
③BLUE プロトコールは急性呼吸不全の患者に対する病態の鑑別に有用である

はじめに

　　肺エコーは，2008 年に Lichtenstein らにより BLUE（bedside lung ultrasound in emergency）プロトコールが提唱されて以来さまざまな領域で活用されてきていますが[1]，学習する機会は少なく，研修医の皆さんにはとっつきにくい分野だと思います．しかし肺エコーの基本は非常にシンプルなため，ぜひ身につけていただきたい検査です．
　　本稿の目的は以下の 2 つです．
① 初学者でも明日から肺エコーにトライできるようにすること
② 急性呼吸不全の患者への体系的アプローチとして提唱されている BLUE プロトコールの考え方を理解できるようにすること

1　肺エコーの基礎と基本用語

1）肺エコーの所見はほとんどがアーチファクトを見ている

　　エコーはプローブについているトランスデューサーからエコービームが送信され，構造物などによって反射したエコービームが再びトランスデューサーに受信されて画像に変換されます．つまりエコーは反射して，戻ってきたエコービームを画像化したものです．正

表1 肺エコー所見の大まかなイメージ

	見ているもの	正常な肺	正常肺のエコー所見
lung sliding	臓側胸膜の動き	呼吸性に胸膜が動く	lung slidingあり
A-line	肺に空気がある状態	空気で満たされている	A-lineあり
B-line	肺に水がある状態	水はない	B-lineなし

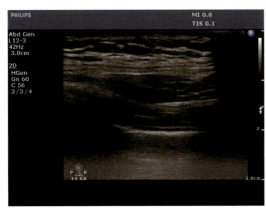

図1 lung sliding

常な肺はほぼ空気で満たされているため，エコーは胸膜から肺に伝わる段階でほとんど反射されてしまい，胸膜より奥は可視化できません．そのため実際には存在しないもの（つまりアーチファクト）の見え方で正常か異常か見分けるというのが肺エコーの大きな特徴であり，ほかの臓器のエコーとの最大の違いです．

肺エコーで最低限知っておくべき3つの所見は「lung sliding」「A-line」「B-line」です．理解の助けのために，誤解を恐れずにおおざっぱなイメージを示すと表1のようになります．それぞれの用語について解説します．

2）lung sliding ～呼吸で肺が伸び縮みしているのを観察～

呼吸をすると臓側胸膜が壁側胸膜に対して動いている（slidingしている）のがわかります（図1）．臓側胸膜が呼吸に合わせて左右に動くことが確認できれば，「lung slidingあり（正常）」です．気胸では壁側胸膜と臓側胸膜の間に空気が入るため，空気の下にある臓側胸膜の呼吸性変動は空気のせいで観察できません．こうなると「lung slidingなし」です．つまり「lung slidingあり＝気胸を除外できる」のです．これは報告によっては特異度100％ともいわれる非常に強力な所見です[1]（厳密には，lung slidingの観察される"その場所には"気胸はないと言えます）．しかし過去の炎症で胸膜が癒着している場合やブラがある場合もlung slidingなしとなるので，「lung slidingなし＝気胸である」とは言い切れない点には注意が必要です．

また，lung slidingは正常でも見えづらいことがあります．lung slidingの有無の判断に

迷う場合には，普段のBモードからMモード（motion mode）に変更してみてください．Mモードにすると，lung slidingがある場合には呼吸で肺実質が動くために，胸膜より深い部位は粗い均一なノイズが入るようになり，砂浜のように見えます．胸膜より上はあまり動きがないため線状になりますが，その画像が波打ち際のように見え（胸膜より上が波，下が砂浜），seashore signとよばれます．つまりseashore signあり＝lung slidingありということです（図2）．

反対にlung slidingがない場合は，胸膜が動かないために胸膜より深い部位も動かずに線状に描出されるために画面全体が横線状に見え，これをbarcode sign〔またはstratosphere（成層圏）sign〕とよびます．つまりbarcode signあり＝lung slidingなしということです（図3）．

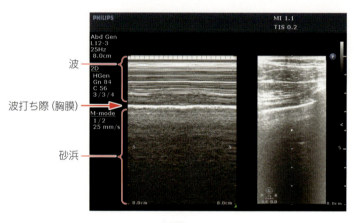

図2 seashore sign

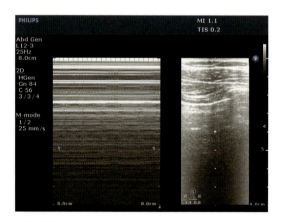

図3 barcode sign（stratosphere sign）

ここがピットフォール

Mモードを使用する際は，エコービームが肋骨上に当たると肋骨のacoustic shadowing（音響陰影：骨のように高度にエコーを反射する物質より深部にエコービームが届かず，深部が低エコーとなること）のせいで胸膜の動きがわからないため，正常な判断ができないことに注意が必要です．Mモードを見る際にはエコービームが肋骨に当たっていないことをBモード画像で必ず確認する習慣をつけましょう．

3）A-line 〜肺実質に空気が十分にある〜

A-lineは胸膜とプローブの間でエコービームが多重反射することでみられるアーチファクトです．プローブと胸膜間の距離の2倍・3倍など整数倍の距離の深さに，胸膜と平行に形成される白いラインです（図4）．

エコーはトランスデューサーからエコービームが出てから反射して戻ってくるまでの時間から距離を割り出して画面に描出します．しかし戻ってきたエコービームの一部が受信されず再度反射される場合があり，そのエコービームはもう一度対象物まで行って反射してくるため時間が2倍かかります．この場合，エコーは多重反射のせいだと認識できないため，その時間分の深さの距離に反射する物体があると勘違いしてラインを描出してしまいます（図5）．これがA-lineです．

エコービームが多重反射するということは，それだけ胸膜の下に強く反射するもの，つまり空気があるということであり，**A-lineがあることは胸膜下に十分に空気があることを示します**．A-lineは正常肺のほか，気胸，COPD（chronic obstructive pulmonary disease：慢性閉塞性肺疾患），喘息，肺塞栓など，肺実質あるいは胸腔に空気がある場合に見えるアーチファクトのため，「**A-lineあり＝正常肺**」**とは言い切れない点は注意が必**要で，ほかの所見との組み合わせが大切です．

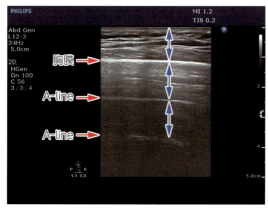

図4 A-line ▶movie
⬌は等間隔になる．

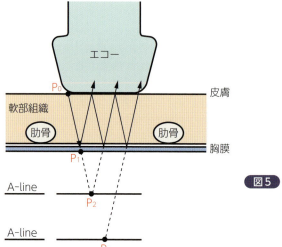

図5 A-line描出のしくみ
P_0から出たビームはP_1（胸膜）だけでなく，P_2やP_3にも反射する物質があると認識してしまう．

> **ここがピットフォール**
>
> A-lineも後述するB-lineも両方見えないということは非常に稀です．本当は肺実質に十分に空気がある（＝A-lineが見える状態）のに，胸膜に対してプローブが垂直に当たっていないためにA-lineが見えないということが多いです．プローブが垂直に当たっていないことで跳ね返ったエコービームがプローブに戻ってこないため，多重反射が起こらずA-lineが見えないのです．プローブを胸壁に垂直に当てなおせば大抵は見えます．特に後腋窩線から観察する際にA-lineが見えづらいことが多く，空を仰ぎ見るようにプローブをしっかり傾ける必要があります．

4）B-line ～肺実質が液体で満たされている～

B-lineは臓側胸膜から画面の下まで減衰せずに伸びる高輝度のラインです（リニアプローブで観察する場合は多少減衰することがあります：図6）．肺胞中隔に液体が貯留することで形成されるアーチファクト（ring down artifact）であり，肺実質が液体で満たされていることを示しています．臨床では心不全による肺水腫などが，B-lineを観察できる典型的な疾患です．しかしB-lineが観察されるのは肺水腫のときだけではありません．過去の炎症による線維化，fissure（間裂）でもB-lineを形成することがあるため，1視野に3本以上認める場合を病的とし，B＋lineまたはmultiple B-linesと表現します．本稿では便宜上B-lineが1視野に3本以上あることを「B-lineがある」と表現することとします．

> **ここがピットフォール**
>
> 胸膜の不整などにより，健常者でもB-lineのようなアーチファクト（胸膜で起始して数cmで減衰する）が見えることがありますが，病的でないためcomet tailアーチファクトと表現されます．
>
> B-lineは臓側胸膜から起始し，高輝度で境界明瞭，画面の一番下まで放射状に伸びる，A-lineを乗り越える，lung slidingとともに動く，といった特徴によりcomet tailアーチファクトと鑑別されます．

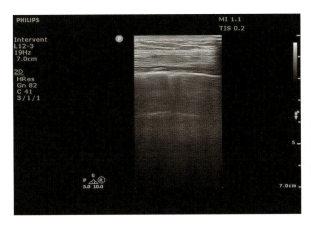

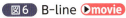

図6 B-line ▶movie

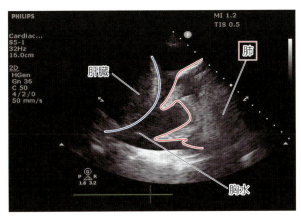

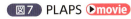

図7 PLAPS ▶movie

5）PLAPS：posterolateral alveolar and/or pleural syndrome

　直訳すると，後背側の肺胞/胸膜症候群となりますが，PLAPS（プラップス）とよばれます（図7）．側胸部の背側で観察される肺炎・無気肺・胸水などによる肺エコー所見の総称です．炎症や無気肺により肺が実質臓器様に見えると同時に胸水貯留が見えます．PLAPSがみられること自体，肺に異常があることを示唆します．

2　BLUEプロトコール

　lung sliding，A-line，B-line，PLAPSの大まかな意義はご理解いただけたでしょうか．これらの有無の組み合わせにより，その背景にある疾患をある程度推測することができます．これがBLUEプロトコールです（図8）．BLUEプロトコールは急性呼吸不全の鑑別に用いられるプロトコールであり，A，A'，B，B'，A/B，Cまで6つのプロファイルがあります．この分類により，急性呼吸不全の原因をある程度推測できるとされています．誌面の都合上，ここでは基本となり理解しやすいAプロファイル，A'プロファイル，Bプロファイルの3つについて解説します．

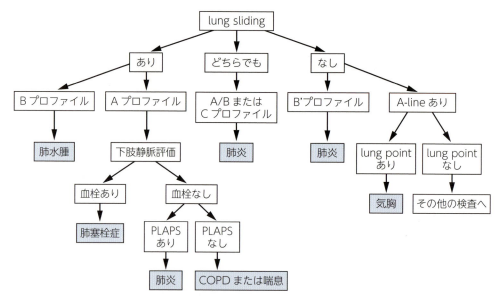

図8 急性呼吸不全で用いられるBLUEプロトコール
文献1より転載.

1) Aプロファイル：正常肺
「lung slidingあり，A-lineあり，B-lineなし」（図9）

　　　正常な肺であれば，胸膜は呼吸に合わせて動き，空気が十分含まれ，水はないので，「lung slidingあり，A-lineあり，B-lineなし」となり，これをAプロファイルと表現します．

　　　ただし呼吸苦のある患者でAプロファイルの場合の鑑別は，「胸部X線で異常のない患者の呼吸苦」と同等に考える必要があります．つまり，COPDや喘息などの閉塞性疾患，肺塞栓症など血管側の異常，肺以外の原因（神経筋疾患，貧血や甲状腺異常，敗血症のような全身疾患など）です．このうち肺塞栓症の鑑別には，別稿にあるFOCUSでの右室拡大（pp.1052～1061）や下肢静脈エコーでDVT（deep vein thrombosis：深部静脈血栓症）の有無（pp.1087～1095）を組み合わせて評価します．

2) A'プロファイル：気胸など
「lung slidingなし，A-lineあり，B-lineなし」

　　　A'プロファイルはAプロファイルからlung slidingが見えなくなったものです．代表的な疾患は気胸です．気胸ではlung slidingが消失しますが，壁側胸膜下に空気があるためA-lineは見えることが多いです．気胸でlung slidingが見えなくなる病態は「実際には臓側胸膜の動きはあるが，気胸で貯まった胸膜下の空気による反射で，臓側胸膜の動きが観察できない状態」です（図10）．逆に臓側胸膜が観察できるが動いていない病態，例えば胸膜の癒着や，部分的な無気肺や痰詰まりなどで，含気はあるものの換気されていない状態（＝肺が呼吸で伸び縮みしない＝slidingしない）でも，A'プロファイルとなりえます．〔もちろん無気肺や痰詰まりのために含気もなく完全に虚脱すれば，Cプロファイルとなり

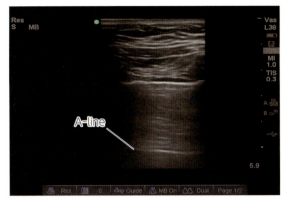

図9 Aプロファイル ▶movie
ブラウン大学 内科
南 太郎先生よりご提供.

図10 A'プロファイル ▶movie
ブラウン大学 内科
南 太郎先生よりご提供.

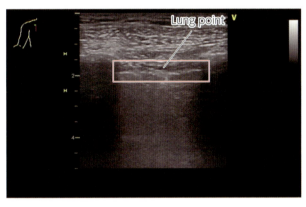

図11 lung point ▶movie
東京ベイ・浦安市川医療センター 稲田崇志先生よりご提供.

ます（※今回は省略）］．つまり，A'プロファイルは「lung slidingなし＋A-lineあり」の状態ですが，その中身は，lung slidingしているが見えない状態（気胸）と，そもそもlung slidingをしていない状態（癒着など）に分けられます．なお，気胸部分はlung slidingがなく正常肺ではlung slidingがあることから，その境目がエコーで見えることがあります．この境目をlung pointとよび，特異度100％で気胸といえる強力な所見です（図11）．

3）Bプロファイル：肺水腫など
「左右両側でlung slidingあり，A-lineなし，B-lineあり」（図12）

Bプロファイルは左右の肺に水分が貯まった状態です．例えば心不全による肺水腫などですね．「水分が貯まる＝肺の含気が減る」ためA-lineは消失します．また，水分が貯まるとring down artifactによるB-lineが3本以上（B＋line）見えるようになります．

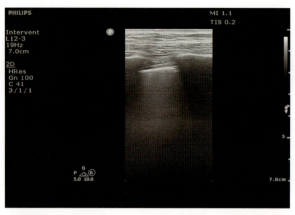

図12 Bプロファイル（心不全による肺水腫） ▶movie

3 肺エコーの描出法

用語が理解できたところで実際に肺エコーを行う際の注意点をあげていきます．

1) エコーを当てる場所

BLUEプロトコールの元文献では片側6カ所に当てることとしていましたが，後に筆者のLichtensteinはより簡略化した片側4カ所で評価する方法を示しており[2]，日本でJHospitalist Network（以下JHN）が主催しているPOCUSコースでもこれを用いています[3,4]．片側4カ所〔前胸部2カ所，側胸部1カ所，後側胸部1カ所（PLAPSポイントともよばれます）〕で評価することで，従来の6カ所に当てる方法の90％以上の診断能を有することが示されています（図13）．エコーを当てる場所は，おおむね第2肋間鎖骨中線上，第5肋間前腋窩線上（男性では乳頭の外側あたり），第8〜9肋間中腋窩線上，第8〜9肋間後腋窩線上（PLAPSをみるポイント）に相当するため，JHNのPOCUSコースでもそのように指導しています．

2) 使用するプローブ

救急の現場では，セクタプローブで心臓，肺，腹水などをすべてみることも多く，実際セクタプローブでも肺は評価できますが，胸膜の動きの見やすさは解像度の高いリニアプローブが優れているため，JHNのPOCUSコースではリニアプローブの使用を推奨しています．

3) エコー機器の設定

・preset：lungモードが実装されているエコー機器ならlungモードを用いますが，ない場合はabdomenモードで代用可能です．

[特集] 肺エコー

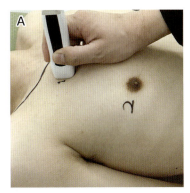
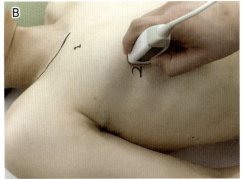
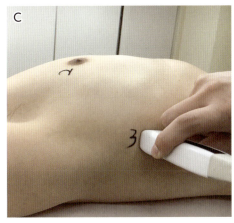
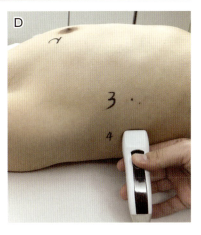

●図13● エコーを当てるポイント
A) Point 1：第2肋間鎖骨中線上
B) Point 2：第5肋間前腋窩線上
C) Point 3：第8〜9肋間中腋窩線上
D) Point 4：第8〜9肋間後腋窩線上

・depth：7.5〜10 cmで開始し，胸膜や別稿の横隔膜（pp.1080〜1086）をみる場合には適宜2〜4 cm程度に浅くして拡大します．
・画面のオリエンテーションマーカー：画面の右側にします．
・プローブのマーカーの向き：冠状断で当てる場合は患者の左手側，矢状断で当てる場合は足側にします．

ここがポイント

lung slidingをみるとき，慣れないと肋間筋などの軟部組織のラインと胸膜のラインの区別がつきにくいと思います．胸膜は肋骨の下縁に沿って走行することから，画面の左右に肋骨が見えるようにプローブを当て，その2つの肋骨の下縁を走行している胸膜を同定することが重要です．このときの画面は，こうもりが羽を広げているように見えるためbat signとよばれます．つまりlung slidingをみるうえではbat signを探すのが重要です（図14）．

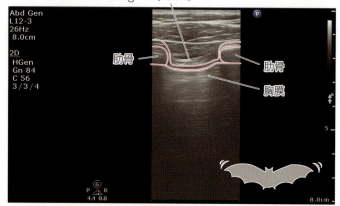

図14 bat sign

表2 CTを基準とした肺エコーの感度・特異度

	感度(%)	特異度(%)
胸水	94	97
肺胞浸潤影	90	98
間質症候群※	100	100
気胸	100	96
occult pneumothorax（胸部X線で見えない気胸）	79	100

※びまん性にB-lineを認める疾患（急性呼吸促迫症候群や肺水腫など）の総称．
文献2より引用．

4 肺エコーの有用性

　CTを基準とした肺エコーの各疾患における感度・特異度をまとめたのが表2になります．非常に有用であることがご理解いただけるでしょうか[2]．

おわりに

　肺エコーは病名を鑑別するものではなく，病態を整理するのに役立つものという立ち位置でいることが重要です．
　また，BLUEプロトコールは原著論文[1]では3分以内に施行されています．実際慣れてしまえば，片側4カ所，両側計8カ所にエコーを当ててlung sliding, A-line, B-lineの有無をそれぞれ確認するだけであれば，トレーニングすれば可能です．小病院の当直帯や往診といった胸部X線へのアクセスが悪い場合などではエコーの迅速性が役立ちますし，正

[特集] 肺エコー

確性においてもエコーが非常に評価されています．救急や病棟，外来から往診にかかわる
先生方まで，広く修得をお勧めしたい手技です．

引用文献

1）Lichtenstein DA & Mezière GA：Relevance of lung ultrasound in the diagnosis of acute respiratory failure：the BLUE protocol. Chest, 134：117-125, 2008

2）Lichtenstein DA：BLUE-protocol and FALLS-protocol：two applications of lung ultrasound in the critically ill. Chest, 147：1659-1670, 2015

3）「Point of Care Ultrasound, 1st Edition」（Soni NJ, et al, eds），Saunders, 2014
　↑米国のPOCUSの第一人者であるSoni医師による教科書です．英語ですが非常に読みやすくおすすめです．

4）JHospitalist Network：
　http://hospitalist.jp/ point-of-care-ultrasound-calendar/

5）Lichtenstein DA, et al：A-Lines and B-Lines. Chest, 136：1014-1020, 2009

6）McCool FD, et al：Diaphragm Ultrasound in the Intensive Care Unit.「Ultrasound in the Intensive Care Unit」（Jankowich M & Gartman E, eds），pp235-248, Humana Press, 2015

参考文献・もっと学びたい人のために

1）JHospitalist Network POCUS コーステキスト
　↑米国のSociety of Hospital Medicine（SHM）やAmerican College of Chest Physician（ACCP）などで行われているPOCUSの指導内容に準拠した，日本のPOCUSコースのテキストです．特に初学者にお勧めです．POCUSコースの受講者に配布しています．

2）「こんなに役立つ肺エコー 救急ICUから一般外来・在宅まで」（鈴木昭広/編），メジカルビュー社，2015
　↑肺エコーの基礎から応用までがコンパクトにまとまった一冊で画像も多くてわかりやすいです．

Profile

遠藤慶太（Keita Endo）

東京ベイ・浦安市川医療センター 総合内科フェロー
日本版Hospitalist（病院総合医）となるべく日常臨床で奮闘しています．大学時代からチェロをはじめクラシック鑑賞が趣味です．現病院に勤務して早5年目ですが，毎日学びがあります．Hospitalistとしてのトレーニングを積みたい方も，専門研修に進む前に病院総合医としての知識と経験を得たい方もぜひ見学にお越しください．

山田　徹（Toru Yamada）

東京ベイ・浦安市川医療センター 総合内科・消化器内科
名古屋大学医学部医学系研究科 総合診療医学分野
JHospitalist network（JHN）POCUSコースディレクター
詳細はp.1040参照．

特集 エコーを聴診器のように使おう！ POCUS

【コラム】

横隔膜エコー

南　太郎

① 横隔膜エコーは外来でも病棟でもICUでも比較的簡単に実施でき，横隔膜機能を正確に評価できるので，横隔膜機能不全を疑う場合や原因不明の呼吸不全に出会った場合には積極的に活用しましょう

② 横隔膜エコーには横隔膜のドームの動きを観察する方法と，横隔膜の厚みとその変化を直接観察する方法があります

③ 厚みの変化（Delta Tdi）を直接観察する方法はある程度慣れが必要ですが，正確ですので慣れてきたらこちらをお勧めします

はじめに

　横隔膜エコーという言葉は耳慣れないかもしれません．そもそも横隔膜なんてエコーで見えるの？横隔膜機能不全は胸部X線写真やX線透視検査で評価するものじゃないの？と思われる方も多いでしょう．呼吸機能検査も筋電図もあるし，なんでわざわざエコーを使ってそんなことをしないといけないのか？と思う人もいらっしゃるかもしれません（そもそも，なんで横隔膜の機能なんて評価しなきゃいけないの？という方もいらっしゃるかもしれませんね）．

　ところがどっこい，横隔膜エコーはすごく日常診療の役に立つのです．実際筆者は外来でも病棟でもICUでも横隔膜エコーを実施しており，日常診療に役立てております．ところがこれ，あまり利用する人がいないんですよね．実に勿体ないことだと思います．筆者が働くアメリカでも横隔膜エコーを実施する人はごく少数です．横隔膜エコーを少しでも皆さんに知っていただこうと，最近は米国や日本の学会などで教えさせていただく機会をもつようになりました．

[特集] 横隔膜エコー

横隔膜機能不全は原因不明の呼吸不全の原因として見逃されることがあります[1]. また集中治療室では，人工呼吸器の助けを借りて呼吸する患者さんが横隔膜機能不全のために抜管困難になることもあります[1]. こうした状況下で横隔膜エコーは簡便ですぐに実施でき，実際の臨床の現場で大変役立つツールとなりますので，皆さんもぜひチャレンジしてみてください.

1 今までの横隔膜機能評価法の問題点

横隔膜機能不全の評価法としてまずは胸部X線写真があげられるのではないでしょうか？比較的簡便に利用でき，判断もシンプルです. 片側の横隔膜が挙上していれば，その側の横隔膜機能不全・麻痺を疑うというわけです. ただしこの検査，感度は優れているという報告はありますが，特異度はあまり高くありません[2]. つまりスクリーニングには適しているかもしれませんが，横隔膜が挙上しているからといって必ずしも横隔膜機能不全があるとは限らない，ということになります. ですから診断を確認するほかの方法を考えないといけません.

X線透視検査に関しては横隔膜機能評価の方法として広く普及しているものの，時間や場所が限られるし放射線を浴びる問題も出てきます. 思い立ったすぐその場で評価，というわけにはなかなかいきません. 偽陽性や偽陰性の問題もあります[3]. また両側の横隔膜麻痺では診断に役立たないというエビデンスもあります[1].

筋電図は機能不全が神経原性か筋原性かを見分けるには有用なものの，侵襲的であり，こちらも「いつでも，どこでも」実施するわけにはいきません. そのうえ，さまざまな技術的な問題があり，現在ではあまり有用とはされていません[1].

呼吸機能検査は重要で，横隔膜機能不全の評価によく用いられますが，これも「いつでも，どこでも」というわけにはいきません. 特に入院病棟，ICUなどでの実施は非常に難しいでしょう.

横隔膜エコーはこれらの問題を解決する素晴らしい方法です[1, 3~5]. まずはICUの中でも病棟でも外来でも「いつでも，どこでも」実施でき，判断もその場で下せます（はやい）. 診断も慣れてくれば非常に正確に行えます（うまい）. 必要な機材は日常使うエコーのみで特別なプローブも必要ありません（やすい）. まさに「はやい，うまい，やすい」と三拍子そろっているわけです（古いですか？ スミマセン…）. 実際に筆者は外来でも横隔膜エコーを日常的に実施し日常診療に役立てています（表）.

2 横隔膜エコー：2つの方法

実際の横隔膜の評価法には2つの方法があります. 1つは横隔膜のドームの動きを観察する方法，もう1つは横隔膜の厚みやその変化を直接観察する方法です[1, 4, 5].

表 横隔膜の評価に有用な検査

	感度	特異度	簡便性	侵襲性
胸部X線	△〜○	×〜△	△	△
X線透視検査	△〜○	△	×	×
筋電図	×	○	×	×
呼吸機能検査	△〜○	○	×	△
横隔膜エコー	○	○	○	○

1) 横隔膜のドーム

・プローブ：セクタ型（3.5〜5 MHz）
・当てる場所：鎖骨中線もしくは前腋窩線，肋骨下の高さで
・depth：16 cm程度
・観察するもの：呼吸による横隔膜ドームの動き

　この方法の利点は比較的簡便に横隔膜の動きを評価することができる点にあります．また胸水や腹水，腎臓などを観察する「ついでに」実施することができるので簡便です．ただこの方法の欠点として診断の正確性に欠けることがあげられます．特に偽陽性や偽陰性が生じやすくなっています．基本的に診断における長所短所はX線透視検査と（携帯性，被曝などの侵襲を除けば）似ているかもしれません（**図1**）[1]．

● 測定法

　患者さんに坐位をとっていただきます（ICUなどで体位変換が難しければ，そのまま測定）．プローブを当てると，輝度の高い（白い）横隔膜が呼吸によって上下に（画面上は左右に）動くのが観察されると思います．吸気時に横隔膜は尾側（画面上では右）に移動するはずですが，横隔膜機能不全ではその動きが減衰したり，全く動きが認められない場合があります．さらにsniff試験（患者さんに急速に鼻から息を吸ってもらう）では吸気にもかかわらず横隔膜が頭側（画面上では左）に動く，いわゆるparadoxical movementが観察される場合があります．M-modeを使い実際の横隔膜の上下運動を定量的に測定する方法もあります[4, 5]（**図1B**）．

A) 横隔膜のドーム ▶movie　　　　　　　　B) M-mode

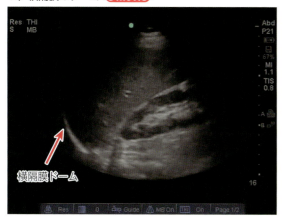 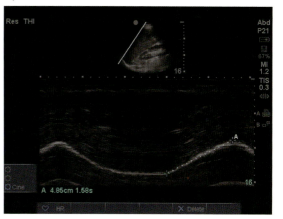

図1 横隔膜ドーム
A) 横隔膜ドームをセクタ型プローブで観察しています．ドーム（白いカーブを描いた曲線）が呼吸により尾側（画面上は右側）に動くのが観察されます．
B) M-modeを使うことによって実際のドームの移動距離を計測することが可能です．正常の平均値は静かな呼吸で1.6 cm，深呼吸で4.8 cmというデータがあります[4]．

2）横隔膜の厚み

- プローブ：リニア型（5〜15 MHz）
- 当てる場所：中腋窩線，第8〜9肋間
- depth：3〜4 cm程度
- 観察するもの：横隔膜の厚み，また厚みの呼吸性変動

　横隔膜の厚みをリニアプローブで直接測りながら横隔膜機能を評価するやり方です[4, 5]（え，横隔膜の厚みってエコーでちゃんと測れるのかって？ 測れるんです，これが）．横隔膜の機能を評価するには実に合理的なやり方だと思います．なぜならば横隔膜は呼吸筋であり，筋肉の機能はその収縮の程度によって評価することができるからです．横隔膜の厚みの変化を観察するのは心エコーで心筋の厚みやその変化を評価するのに似ているといえましょう．

　この方法は横隔膜ドームを観察する方法に比べると若干技術的に難しい部分があるのですが，慣れてくればとても簡便に，その場で正確に機能を評価できるので非常におすすめです．ICUでは人工呼吸管理中の患者さんの横隔膜機能を評価することで，抜管可能性を評価できるデータも出てきています[6]（図2，3）．

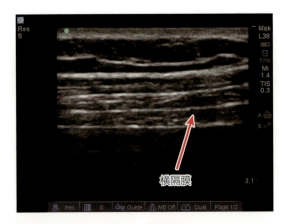

図2 横隔膜の厚みの変化(右側) ▶movie

動画を見ると，吸気時に横隔膜が厚くなるのがわかると思います．
似たような構造がいくつかありますが，これらは胸壁の筋肉群です．呼吸とともに厚くなるのは横隔膜だけです．
吸気時に現れる肺の上端と，横隔膜の上端が一致することにも注目してみてください．

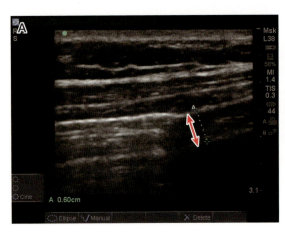
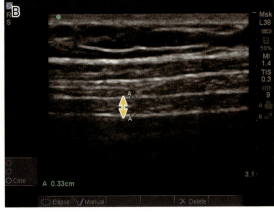

図3 横隔膜の厚みの変化率(右側)

A) 最大吸気時(total lung capacity: TLC), B) 呼気時(functional residual capacity: FRC).
当てる場所が正しければ，吸気時に肺が中間まで見えるようになります．
最大吸気時の厚み(←→)と呼気時の厚み(←→)を比較します．横隔膜の厚みをTdi(thickness of diaphragm)と表現しますが，実際の計測時にその変化率を計算します．
横隔膜の厚みの変化率(Delta Tdi)＝〔最大吸気時の横隔膜の厚み(Tdi at TLC)－呼気時の横隔膜の厚み(Tdi at FRC)〕/呼気時の横隔膜の厚み(Tdi at FRC)と計算します．
この例では(0.60 cm － 0.33 cm)/0.33 cm＝81.8％となります．正常値は20％以上なので，この例では右側の横隔膜は正常に機能していると結論できます．

● 測定法

　　リニアプローブを中腋窩線の第8～9肋間に当て(図4)，横隔膜が胸壁と接している，いわゆるzone of appositionを観察します．吸気時に肺がちょうど中間に見えるようになれば正しい場所で測定しているといえます(図3A)．横隔膜は胸膜と腹膜にサンドイッチされた筋肉ですので，(右側の横隔膜であれば)画面上は肝臓のすぐ上，肺とすぐ隣り合わせ(構造的には肺の上端と横隔膜の上端は一致するはずです．図3Aを参照)の構造を探し

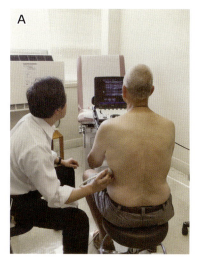 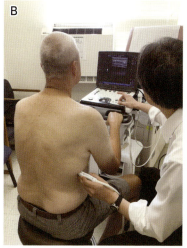

図4　横隔膜の厚みを測定する際のプローブの当て方
A）左側の評価，B）右側の評価．

ます．胸壁の筋肉が似たような構造をしているのですが，吸気に応じて厚くなるのは横隔膜だけですので，患者さんに呼吸してもらいながら観察していけばすぐ同定できると思います．正常は20％以上，つまり吸気時に横隔膜の厚みが呼気時よりも2割増以上になり，それ未満だと横隔膜機能不全を疑います．人工呼吸管理中の患者さんの抜管可能性を評価する場合（これは臨床上抜管可能性があると評価したうえでのことです），spontaneous breathing trial（SBT：自発呼吸トライアル）モードとし右側の横隔膜の厚みの変化を観察します．先ほども少し述べましたが，吸気時に呼気時より厚みが30％以上になれば（3割増）安全に抜管ができる指標となりうるというエビデンスが最近発表されています[6]．

おわりに

　このように横隔膜ドームの動きや横隔膜の厚みを測定することで外来から病棟，ICUまで幅広い臨床現場で横隔膜機能の評価ができます．測定にはちょっと慣れが必要ですが，正確で判断もその場ですぐに下せますので，ぜひともチャレンジしてください．

【謝　辞】
　この原稿を読み，適切な助言をくれた妻の南 明子（ブラウン大学医学部 内科チーフレジデント）に深く感謝申し上げます．

■ 引用文献

1 ）McCool FD, et al：Dysfunction of the Diaphragm. N Engl J, 366：932-942, 2012

2 ）Chetta A, et al：Chest radiography cannot predict diaphragm function. Respir Med, 99：39-44, 2005

3 ）Boon AJ, et al：Sensitivity and specificity of diagnostic ultrasound in the diagnosis of phrenic neuropathy. Neurology, 83：1264-1270, 2014

4 ）McCool FD & Minami T：Diaphragm Ultrasound in the Intensive Care Unit.「Ultrasound in the Intensive Care Unit」（Jankowich M & Gartman E, eds）, Humana Press, 2015

5 ）Minami T, et al：Assessing Diaphragm Function in Chest Wall and Neuromuscular Diseases. Clin Chest Med, 39：335-344, 2018

6 ）DiNino E, et al：Diaphragm ultrasound as a predictor of successful extubation from mechanical ventilation. Thorax, 69：423-427, 2014

Profile

南　太郎（Taro Minami）

ブラウン大学医学部 内科
詳細はp.1051参照.

特集 エコーを聴診器のように使おう！ POCUS

深部静脈血栓症に対する下肢血管エコー
POCUSで深部静脈血栓症を早期発見しよう

本橋健史，小坂鎮太郎

① 深部静脈血栓症（deep vein thrombosis：DVT）の疫学・リスクを理解して発症予防を行う

② DVT発症のリスク評価を行い，早期発見に下肢血管エコーを活用する

③ 下肢血管エコーの評価部位とcompression testを理解して実践する

症例

　初期研修2年目のM医師，今日ははじめての病棟当直である．76歳の女性が病棟で排便後に失神し，酸素化も不良とのことで病棟コールを受けた．この患者は2日前に急性腎盂腎炎，貧血で入院している．もともと独居で認知症はないが，変形性膝関節症により日常生活動作（activities of daily living：ADL）が低下し，要介護2の状態である．

　駆けつけると，意識状態はGlasgow Coma Scale（GCS）でE4V4M6，体温36.5℃，血圧130/70 mmHg，脈拍数120回/分，呼吸数20回/分，動脈血の酸素飽和度（SpO2）は88％（室内気）．身体所見は頸静脈怒張なく，胸部聴診所見に異常を認めず，四肢では左下腿腫脹と浮腫を認めた．心電図異常は認めなかった．上級医は別の対応中，画像検査も大動脈解離の対応中ですぐには画像精査困難な状況．どのように対応しようか？

1 DVT早期発見におけるPOCUSでの下肢血管エコーの有用性

1）静脈血栓症の原因と早期発見の意義

　　　静脈血栓症の原因はVirchowの3徴（血流停滞，血管内皮障害，血液凝固能亢進）に沿って考えます（表1）．

　　　下肢深部静脈血栓症は血栓が膝窩静脈よりも中枢側にあるもの（近位型）と，膝窩静脈

表1	静脈血栓症の原因（Virchowの3徴）
血流停滞	骨折，手術後，長期臥床，妊娠
血管内皮障害	種々の静脈炎，外傷，手術操作， 感染による炎症の波及（蜂窩織炎など）
血液凝固能亢進	多血症，抗リン脂質抗体症候群， プロテインC/S欠損症，アンチトロンビン欠損症

より末梢にあるもの（遠位型）に分類されます．遠位型では緊急の介入は必要ないことが多いですが，近位型では肺血栓塞栓症（pulmonary embolism：PE）のリスクとなるため，早期発見と可及的な加療開始が望まれます．本症例のように臥床時間が増えてDVTリスクが高い患者に原因不明の下腿浮腫や低酸素血症を認める場合，DVTやPEを考慮する必要があります．そんなときに，ベッドサイドで数分で行えるのがPOCUSによるDVT評価です．

2) DVTの疫学 ～DVTは珍しい疾患ではない～

ICOPER（International Cooperative Pulmonary Embolism Registry）によると，急性PE 2,454例のうち致死的PEは7.9％（2週間での死亡率が11.4％，3カ月間での死亡率は17.5％）と高率です[1]．DVTを下肢血管エコーで早期発見し，治療することでDVTが原因でのPEを予防することができます．2006年のわが国におけるDVTの発症数は7,864人（人口100万人あたり62人）と推定され，1996年からの10年間で2.25倍に増加しており[2, 3]，特に高齢化が進む日本においては，もはや珍しい疾患ではないことを認識する必要があります．50歳～69歳の中年女性では，DVT既往（オッズ比3.01）や心不全（オッズ比3.42）の患者に発症しやすいことが報告されており，心不全の増悪因子としてDVT/PEを考えることが重要です[4]．さらには，失神や慢性閉塞性肺疾患（chronic obstructive pulmonary disease：COPD）急性増悪の原因としてのPEが見逃されているという事実が近年明らかになっています[5~7]．初発の失神で入院した患者で，DVT/PEのリスクの低い患者（Wellsスコアで低リスク群かつDダイマー陰性例）を除外した症例において造影CTと換気血流シンチグラフィを実施すると，17.3％と高率にPE所見を認めていたという報告がされました[5]．また，原因不明のCOPD急性増悪患者において16％にPEを認めたと報告されています[6]．つまり，**PEは，突然死や失神・COPD急性増悪などの多彩な症状を引き起こし，かつ，見逃されやすい疾患といえます．**

3) POCUSでの下肢血管エコーの意義

DVTはPEの原因となる疾患であり，早期発見によりPE予防に結びつけることができます．とはいえ，腎機能の影響を受け，また検査室へ移動しなければならない造影CTを，DVTを疑う全例に行うのは少しハードルが高いです．そんなときに非侵襲的で病棟ですばやく行うことのできるPOCUSでのDVT評価は，非常に有用です．

［特集］　深部静脈血栓症に対する下肢血管エコー

エコーでDVTを見つける手技を習得する前に，どのような患者でDVTのリスクが高いかを認識し，いつどのような状況で下肢血管エコーを行うべきかを理解することが重要です．本稿ではDVTのリスク評価，ハイリスク患者での対応，POCUSでの下肢血管エコーの方法の3つを解説します．

2 DVTのリスク評価とハイリスク患者での対応

ここでは入院患者においてどのような症例でDVTのリスクが高いか，またハイリスクであった場合どのような流れで評価すべきか確認しましょう．

1）入院患者でのDVTリスク評価 〜Padua risk assessment model〜

DVT診療に関して重要なことは患者素因からリスクの層別化を実施し，適切な予防を実施することです．リスクファクターの評価法としてはPadua risk assessment modelやCaprini risk assessment modelが有名です．Capriniはハイリスク患者を識別する能力がPaduaより高く，特異度は低いものの感度・陽性尤度比・陰性尤度比に関しては優位性があります．しかし評価項目が多く，評価時の煩雑性が高いのが欠点です．今回は簡便なPadua risk assessment modelを表2で紹介します．

2）リスクが高い際の評価方法を知る

次に，DVTリスクが高い患者でDVTを臨床的に疑った際の評価方法を紹介します．有名なものとしては表3のようなWells score for DVTがあげられます．

3）診療の進め方

ここまでの，DVTリスク評価とWells score for DVTを参考に図1のような流れで診療を行います．この際に，Dダイマーについての理解と超音波検査の技能が重要となります．

Dダイマーはさまざまな原因で上昇するため，Dダイマーが陽性（高値）でも血栓を認めないケースは少なくありません．むしろ，DVTの可能性が低く，Dダイマーが陰性だった場合，DVTを除外できるという使い方を覚えましょう．Dダイマーは感度95％であり，Wells score for DVTが低リスクかつDダイマー陰性ならDVTはほぼ否定できるといえるため有効活用できます[8, 9]．

Wells score for DVTで中等度〜高リスク群は診断確定のためにPOCUSでの下肢血管エコーによるcompression test（後述）を行い，積極的にDVT検索を行います．これで明らかでなければ，Dダイマーを参考にしながらさらに超音波検査をくり返しましょう．

表2 Padua risk assessment model

points	risk factor
3	担癌患者，VTEの既往，活動性低下，既存の血栓症
2	1カ月以内の手術/外傷
1	70歳以上，心不全/呼吸不全，急性心筋梗塞/脳梗塞，感染症急性期，肥満（BMI＞30），ホルモン治療中

それぞれの項目で，同時に認めるときは独立して加点する．例えば，担癌患者で静脈血栓塞栓症（venous thromboembolism：VTE）の既往がある場合，6点となる．
low risk患者（＜4点）：薬剤によるDVT予防は不要
　　　　　　　　症例ごとに必要と思われれば機械的な予防を検討
high risk患者（≧4点）：薬剤によるDVT予防を推奨
文献10より引用．

表3 Wells score for DVT

① 癌	＋1点
② 麻痺あるいはギプス装着	＋1点
③ ベッド上安静3日以上または手術後4週間以内	＋1点
④ 深部静脈触診により疼痛	＋1点
⑤ 下肢全体腫脹	＋1点
⑥ 下肢直径差＞3 cm	＋1点
⑦ 患肢のpitting edema（圧痕性浮腫）	＋1点
⑧ 表在静脈怒張	＋1点
⑨ 診断がDVTらしくない	－2点

合計0点：低リスク，1点または2点：中等度リスク，3点以上：高リスク
文献11より引用．

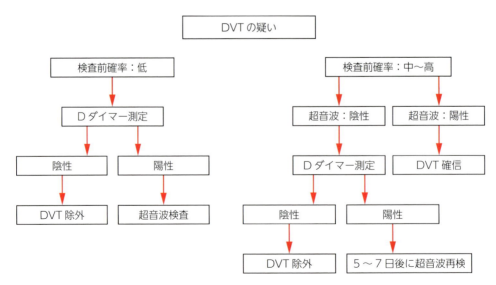

図1 DVTを疑った際の対応
文献12を参考に作成．

3 どのようにPOCUS下肢血管エコーを行うのか？

ここでは具体的なPOCUS下肢血管エコーの方法を説明します．

1）5カ所のチェックポイント

はじめに，観察部位として重要となるのが大腿静脈と膝窩静脈の2カ所です．ヒラメ筋レベルの遠位血栓評価は，POCUSによるスクリーニングには不向きで，近位血栓評価を行います．図2のような鼠径部および膝窩の2 point studyはベッドサイドで実施しやすく，近位血栓評価に最適とされます．分岐部に血栓が起こりやすいことから，3つの分岐部を含む全5カ所で評価を行います．

<評価部位>
① 総大腿静脈（CFV）
② 総大腿静脈と大伏在静脈（GSV）の分岐部
③ 総大腿静脈と外側穿通枝の分岐部
④ 総大腿静脈から浅大腿静脈（SFV）と深大腿静脈（DFV）の分岐部
⑤ 膝窩静脈（PV）：膝窩から当てる

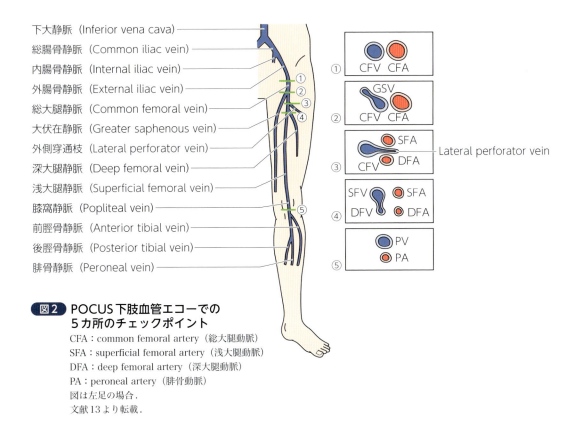

● 図2 POCUS下肢血管エコーでの5カ所のチェックポイント
CFA：common femoral artery（総大腿動脈）
SFA：superficial femoral artery（浅大腿動脈）
DFA：deep femoral artery（深大腿動脈）
PA：peroneal artery（腓骨動脈）
図は左足の場合．
文献13より転載．

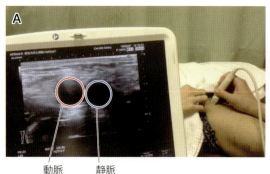
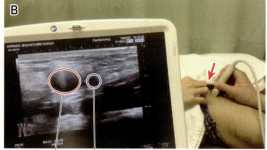

図3 大腿静脈での compression test ▶movie
A) 通常時:大腿静脈の血管径は変形しない.
B) 圧迫時:大腿静脈の血管径は変形し,潰れた状態となる.
＊大腿動脈に関しては,通常時と圧迫時で血管径の変形はなし.

2) compression test

次に,静脈を圧迫し,静脈圧縮の有無を確認することでDVTの存在を確認するcompression testを施行します.施行前に確認する超音波の設定と,動脈と静脈を見分けるポイントは以下の通りです.

＜超音波の設定＞
設定:Bモード
depth:2〜4 cm
プリセット:vascular mode を推奨
＜動脈と静脈の見分け方＞
① 形態　　:動脈は円,静脈は楕円
② サイズ　:動脈は小さく,静脈は大きい
③ 血管壁　:動脈は厚く,静脈は薄い
④ 拍動　　:動脈は拍動あるが,静脈はない
⑤ 圧迫　　:動脈は潰れにくいが,静脈は軽度圧迫で容易に潰れる
⑥ 静脈弁　:動脈には弁が存在しない.静脈には弁が存在し,それが超音波でも認められることがある.
※大腿静脈(図3)および膝窩静脈(図4)での検査の様子を参考に確認してください.

正常では静脈圧は低いので,軽い圧迫で静脈は完全に潰れます(compression test陰性).エコーでの描出部位に血栓が存在する場合は,圧迫しても血栓を押さえることになるため静脈は潰れません(compression test陽性:図5A).ちなみにエコーで明らかに血栓が確認できる場合は,圧迫することで血栓を飛ばす可能性があるため控えてください.また描出部位の中枢側に血栓があった場合は静脈圧が上昇しているので,軽い圧迫では静脈は潰れません(これもcompression test陽性).この場合でも強く圧迫しすぎれば潰れてしまうので注意が必要です.

[特集] 深部静脈血栓症に対する下肢血管エコー

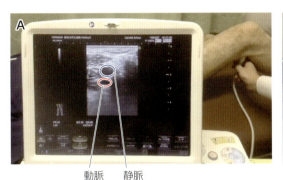
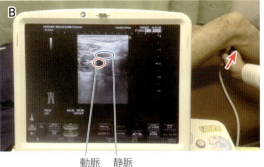

図4 膝窩静脈でのcompression test ▶movie
A）通常時：膝窩静脈の血管径は変形しない．
B）圧迫時：膝窩静脈の血管径は変形し，潰れた状態になる．
＊膝窩動脈に関しては通常時と圧迫時で血管径の変形はなし．

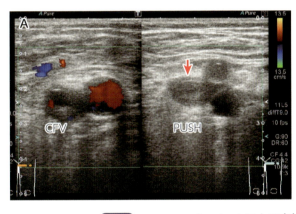
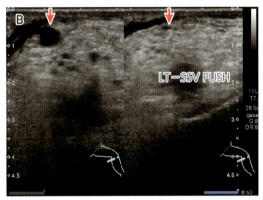

図5 compression testによる血栓の同定
A）左浅大腿静脈領域のDVT（compression test陽性）血栓あり
B）左小伏在静脈領域（compression test陰性）血栓なし
浅大腿静脈は血栓を認め，圧迫時も血管径は変形しない．血栓のない小伏在静脈
は圧迫時に変形あり．
SSV：small saphenous vein（小伏在静脈）

compression test陽性→血管変形なし→より末梢での血栓の存在
compression test陰性→血管変形あり→より末梢での血栓なし

POCUS下肢血管エコーはこれで終了です．慣れると数分で評価できますので，ぜひ実践して習得してください．

3）より上手くなるために：compression testのピットフォール

圧迫が強すぎると静脈も動脈も潰れてしまい，血管が同定できない場合があります．**動脈が圧迫されるときは圧迫が強すぎること，静脈は軽く当てるだけで観察可能だ**ということを反復練習で体感しましょう．また，**慢性期血栓症になると一部血流が開通し，compression testで血管径が変形するために騙される症例（compression test偽陰性）に出会**

うことがあります．そのため，DVTの検査前確率が高く慢性の血栓を疑う場合は，エコー輝度，血栓の形態（壁在血栓や器質化血栓等）の観察も行うことで偽陰性を回避してください．

またDVTを強く疑うなら，エコーだけにこだわらずに造影CTでの評価も検討すべきです．POCUSはベッドサイドで手軽に行える，スクリーニング目的の検査であることを忘れないようにしましょう．

4）よくある質問：ドプラ法との比較

ドプラ法併用の有無はcompression test単独と比較しても差はないとされています[12]．圧迫でも静脈が潰れない場合（compression test陽性）の近位DVTに対する感度は93.8％，特異度は97.8％と報告されているのに対し，カラードプラを併用した場合は近位DVTに対する感度：92.1％，特異度：94.0％と報告されており，compression test単独と差を認めません．また，経験年数の少ない集中治療科のフェローがcompression test単独で検査した場合でも，放射線科の技師がカラードプラを併用して検査し，放射線科の医師によって読影された群と比較してDVTの発見率に差を認めなかったという報告があります[14]．したがって，**研修医や非専門医でもきちんとトレーニングを受け，ルールを守って行う限り，ドプラ法の併用は不要であると思われます**．

症例の転帰

M医師は患者にDVT/PEのリスクがあると判断し，酸素投与開始後，POCUS講習で習っていたfocused cardiac ultrasound（FOCUS），肺エコー，下肢血管エコーを実施した．FOCUSでは右室の軽度拡大，IVC拡張を認め，収縮能の低下はなく，肺エコーではA profile（A-lineあり，B-linesなし）で，左大腿静脈でcompression test陽性であったことより左大腿静脈の近位部DVTによるPEを疑った．上級医に緊急性の高い旨を報告し，ヘパリンを開始しながら胸部・下肢造影CTを施行したところ，両側肺動脈に造影欠損像を呈した病変を認めたことからPEの診断に至り，治療により救命ができた．

患者は家族によると要介護2の状態という情報であったが，実際にはここ数カ月は貧血のため1日の1/2をベッド上で過ごしており，貧血の原因として入院前にはわかっていなかった進行大腸癌が認められた．その後のM＆Mにて，入院時から下腿浮腫を認めており，より早期にDVTを見つけられた可能性もあり，POCUSでスクリーニングしておいてもよかったのではないか，ヘパリンの予防皮下注射の適応もあったのではないかという指摘を受け，今後の診療につなげることになった．

おわりに

入院患者におけるDVT評価では，非侵襲的かつ簡便にベッドサイドで施行可能な下肢血管エコーが有効です．DVT予防を行うべき患者リスクを層別化し，適切なDVT評価・予防を実施することでPEの発症を防げるようになってもらえればと思います．

［特集］ 深部静脈血栓症に対する下肢血管エコー

■ 引用文献

1) Goldhaber SZ, et al：Acute pulmonary embolism：clinical outcomes in the International Cooperative Pulmonary Embolism Registry（ICOPER）. Lancet, 353：1386-1389, 1999

2) Sakuma M, et al：Venous thromboembolism–Deep vein thrombosis with pulmonary embolism, deep vein thrombosis alone, pulmonary embolism alone. Circ J, 73：305-309, 2009

3) JCS Joint Working Group：Guidelines for the Diagnosis,Treatment and Prevention of Pulmonary Thromboembolism and Deep Vein Thrombosis（JCS 2009）. Circ J, 75：1258-1281, 2011

4) Kishimoto M,et al：Prevalence of venous thromboembolism at a teaching hospital in Okinawa, Japan. Thromb Haemost, 93：876-879, 2005

5) Prandoni P, et al：Prevalence of Pulmonary Embolism among Patients Hospitalized for Syncope. N Engl J Med, 375：1524-1531, 2016

6) Ra SW & Sin DD：Should We Screen for Pulmonary Embolism in Severe COPD Exacerbations? Not Just Yet, Primum Non Nocere. Chest, 151：523-524, 2017

7) Rizkallah J, et al：Prevalence of pulmonary embolism in acute exacerbations of COPD：a systematic review and metaanalysis. Chest, 135：786-793, 2009

8) Wells PS, et al：Treatment of venous thromboembolism. JAMA, 311：717-728, 2014

9) Goldhaber SZ & Bounameaux H：Pulmonary embolism and deep vein thrombosis. Lancet, 379：1835-1846, 2012

10) Barbar S, et al：A risk assessment model for the identification of hospitalized medical patients at risk for venous thromboembolism: the Padua Prediction Score. J Thromb Haemost, 8：2450-2457, 2010

11) Wells PS, et al：Value of assessment of pretest probability of deep-vein thrombosis in clinical management. Lancet, 350：1795-1798, 1997

12) Bates SM, et al：Diagnosis of DVT：Antithrombotic Therapy and Prevention of Thrombosis, 9th ed：American College of Chest Physicians Evidence-Based Clinical Practice Guidelines. Chest, 141：e351S-e418S, 2012

13)「Point of Care Ultrasound, 1st Edition」（Soni NJ, et al, eds）, Saunders, 2014

14) Kory PD, et al：Accuracy of ultrasonography performed by critical care physicians for the diagnosis of DVT. Chest, 139：538-542, 2011

Profile

本橋健史（Kenji Motohashi）
地域医療振興協会 練馬光が丘病院 総合診療科，NST

小坂鎮太郎（Shintaro Kosaka）
地域医療振興協会 練馬光が丘病院 救急集中治療科，総合診療科，QIT，NST

当院総合診療科は内科系ICUから病棟管理，外来業務を担当し，幅広い内科疾患の経験をもち，院内外の医師や多職種でカンファレンスや勉強会を楽しく行っています．POCUSは何科に行っても管理に役に立つこれからの必須技能だと考えて，研修医全員に推奨しています．学習の補助になれば幸いです．

特集 エコーを聴診器のように使おう！ POCUS

腹部エコー

吉野俊平

① ベッドサイドで気軽に使えるように，対象臓器を腹水，腎臓，膀胱，腹部大動脈，胆嚢に限定している

② 腹水は肝腎境界，脾周囲，直腸子宮窩・直腸膀胱窩に貯まりやすく，貯留量や性状を評価することで急性腹症やショックの原因を探ることができる

③ 水腎症を評価することで急性腎不全での閉塞性尿路疾患を除外でき，急性腹症での尿路結石を同定できる．腎臓のサイズを計測し腎不全が急性か慢性か推測できる

④ 膀胱容量の測定や尿道カテーテルの同定をすることで尿閉や尿道カテーテル機能不全を評価できる

⑤ 腹部大動脈瘤を描出し，手術適応例かどうかを判断できる

⑥ 胆石，胆嚢壁肥厚，胆嚢周囲液貯留，sonographic Murphy's sign を評価することで急性腹症や発熱時の急性胆嚢炎を診断・除外できる

はじめに

　　腹部エコーはほかの領域に比べ対象臓器が多く，ともすると評価項目が膨大になりがちです．本稿ではベッドサイドで行う簡略化した観察を目的として腹水，腎臓，膀胱，腹部大動脈，胆嚢に対象を絞り説明します．

　　腹部エコーをはじめる前に，まずは機器のセッティングを確認しましょう．

・プローブ：コンベックス（curvilinear）（周波数 2 ～ 5 MHz，深達度 30 cm）
・オリエンテーションマーカー：画面に向かって右側に配置
・モード：B モード

[特集] 腹部エコー

・プリセット：abdomen mode
・depth：16〜19 cm

1 腹水の観察

1) 到達目標

　肝腎境界（Morison窩），脾周囲，直腸子宮窩・直腸膀胱窩（Douglas窩）の3カ所に存在する腹水を描出し，エコーを用いて腹腔穿刺を安全に行うことができるようになりましょう．

2) 到達目標のためのチェックリスト

・腹水を描出する前述の3カ所を同定できる
・腹水の量を貯まっている部位から推定できる
・腹水が混濁しているかどうかの大まかな判断ができる

3) 腹水についてPOCUSでわかること

　腹水の評価はPOCUSのなかでも大きな位置を占めます．特に腹水が少量の場合には身体所見だけでは腹水の有無を鑑別するのは難しいです[1]．そのため，救急外来や入院病棟で，急性腹症や予期しないショックの評価にエコーを活用し，迅速に腹水の評価を行うことは非常に有用です．またエコーは診断的・治療的腹腔穿刺の部位の選定に有用で，エコーを用いることで手技の成功率，合併症の減少，入院費用，滞在日数などを改善することができます[2]．

　エコーは少量の腹水に対しても感度はよいですが，性状や原因を正確に評価することはできません．最近の外傷歴，手術歴，既往症などを手がかりに推測する必要があります[3]．腹水の原因は門脈圧亢進症性か否かの分類以外に，外傷性と非外傷性の分け方もあります．外傷では腹水は臓器損傷の程度の指標となり，鈍的外傷による腹腔内出血の多くは肝臓や脾臓の上腹部由来です．肝腎境界は鈍的外傷による腹腔内出血で最初に腹水が貯まる場所とされます[4]．非外傷で緊急性の高い疾患として異所性妊娠，非緊急性疾患として肝硬変による腹水などがあります．

4) 正常解剖

❶ 上腹部の腹水（図1）

　上腹部の体軸断面です．肝右葉と右腎臓の境界がMorison窩です．脾周囲とともに少量の腹水でも検出しやすい部位です．

❷ 下腹部の腹水（図2）

　男性の下腹部矢状断面です．膀胱と直腸の境界が直腸膀胱窩です．女性の直腸子宮窩（Douglas窩）と同様に少量の腹水でも検出しやすい部位です．

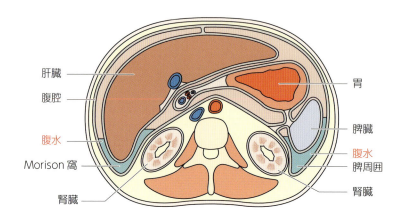

図1 上腹部の腹水貯留のイメージ

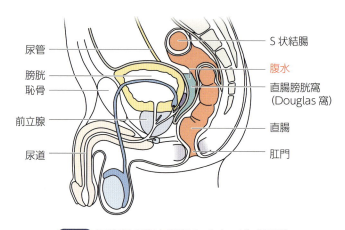

図2 下腹部の腹水貯留のイメージ（男性）

5）描出方法

　右季肋部，左季肋部，恥骨結合上の3カ所からアプローチします．

　右季肋部からのアプローチでは，右の第9～11肋間の中腋窩線にプローブマーカーを足側に向けて縦斬りに当てます．画像には横隔膜，肝臓，腎臓が描出されます（図3）．腹水はMorison窩（推定貯留量：150 mL），横隔膜下の肝表面（推定貯留量：600 mL），腎下極の傍結腸溝（推定貯留量：800 mL）に貯まります[4]．肝下面をくまなく見るためにプローブを前から後ろに振り，肝腎境界全体を描出します．

　左季肋部からのアプローチでは，左の第6～9肋間の後腋窩線にプローブマーカーを足側に向けて縦斬りになるように当てます（脾臓を描出するために右に比べてやや上・後ろになります）．画像には横隔膜，脾臓，腎臓が描出されます．腹水は脾周囲（図4，推定貯留量：150 mL），横隔膜下（推定貯留量：600 mL），腎下極の傍結腸溝（推定貯留量：800 mL）に貯まります[4]．

[特集] 腹部エコー

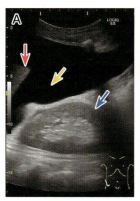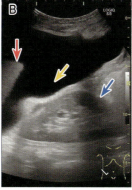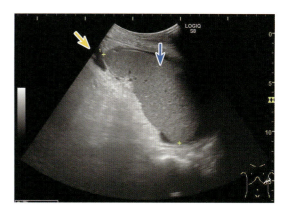

図3 Morison窩
A,B) 肝右葉（→）と右腎（→）との境界であるMorison窩に中等量の腹水（→）が貯まっている.
飯塚病院中央検査部提供.

図4 脾周囲
脾臓（→）の周囲に少量の腹水（→）が貯まっている.
飯塚病院中央検査部提供.

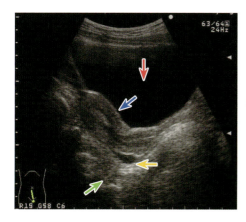

図5 Douglas窩
画面左が患者頭側である．膀胱は腹壁直下の無エコー域（→）として描出されている．その背側に子宮（→），さらにその背側に直腸（→）が描出されている．Douglas窩に少量の腹水が貯まっている（→）．
飯塚病院中央検査部提供.

恥骨結合上からのアプローチでは，恥骨結合上にプローブマーカーを右側に向けて横断りとなるように当てます．男性では膀胱，その後ろに前立腺，直腸が描出されます．女性では膀胱，その後ろに子宮，直腸が描出されます（図5）．

6）エコー所見

腹水の性状をエコーで詳細に判断することは初心者には難しいですが，均一無構造であるか，腹水に点状の高エコーやフィブリンの析出が見えるかといった，腹水の混濁の有無は大まかな判断が可能です．腹水の混濁が見えたときは複雑性の腹水を疑う必要があります（図6）．

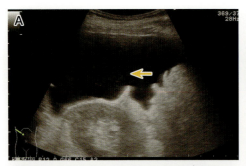
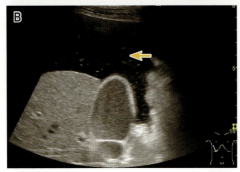
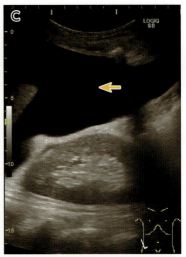

図6　複雑性腹水
A）特発性細菌性腹膜炎の患者．Morison窩に貯まっている複雑性腹水が描出されている．腹水内に点状の高エコー（→）があり，複雑性を示している．
B）癌性腹膜炎の患者．Morison窩に貯まっている複雑性腹水が描出されている．腹水内に点状の高エコー（→）があり，複雑性を示している．
C）非代償性肝硬変の患者．A, Bと異なり，均一無構造の腹水（→）が描出されている．門脈圧亢進による漏出性腹水である．
飯塚病院中央検査部提供．

2　腎臓の観察

1）到達目標

　　急性腎不全における閉塞性尿路疾患の除外（水腎症の評価）・尿路結石の同定，慢性腎不全の評価（腎臓のサイズの評価）をできるようになりましょう．嚢胞性病変，腫瘤性病変の評価についてはPOCUSでは扱わず，ほかの画像検査や泌尿器科の相談を検討します．

2）到達目標のためのチェックリスト

・腎臓を正しく描出できる（見えないときの調整方法も含む）
・腎臓のサイズを評価できる
・水腎症の評価方法と重症度を説明できる
・結石の評価方法を説明できる

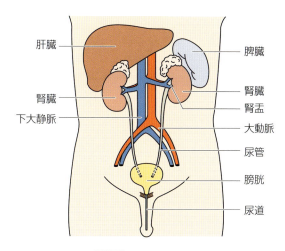

図7　腎臓の解剖

3）腎臓のPOCUSでわかること

腎臓のエコーは緊急性の低い腹痛や血尿の初期評価，および妊婦や小児の閉塞性尿路疾患の評価に用いられてきました．POCUSでは急性腎不全の鑑別，主に閉塞性尿路疾患における水腎症の同定と重症度評価，また慢性腎不全などでの腎萎縮の評価，尿路結石の同定，粗大な囊胞性・腫瘍性病変の有無の評価などが含まれます[5]．

4）正常解剖（図7）

腎臓は後腹膜に位置し，冠状面でハの字，矢状面で斜めの配置（腎上極は背側・正中，腎下極は腹側・外側）となり，左腎は右腎より頭側かつ背側寄りとなります．

正常のサイズは長径9〜12 cm，短径4〜6 cm，厚さ2.5〜3.5 cmです．大まかに，短径は長径の半分，厚さは短径の半分，と考えると覚えやすいと思います．

急性腎不全ではサイズが変わらないか肥大し，逆に慢性腎不全ではサイズが小さくなるのが一般的です．**時間経過の不明な腎不全の患者さんを診察する際に，その腎不全が急性なのか慢性なのかを判断する重要な材料となります．**

5）描出方法（図8）

後腹膜の描出になるため背側からエコーを当てます（プローブマーカーは足側に向けます）．

> 右腎：剣状突起レベルの前〜中腋窩線に水平に当て，腎が見えたらrotating（プローブを体表面との接点を支点に回転させて観察する方法）で長軸をとらえます．
> 左腎：右腎より背面・頭側にあるので後腋窩線に水平に当て，rotatingで長軸を出します．患者さんが臥位のときには術者の手がベッドに触れているくらい背面でエコーを当てる感じです．
> ※見えにくいときは，深吸気で息止め，右腎なら左側臥位，左腎なら右側臥位とします．

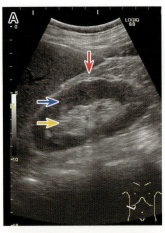
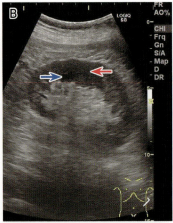
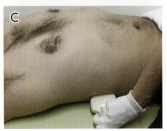
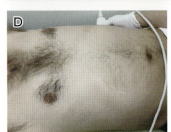

図8　腎臓の正常像
A) 右腎長軸像：腎周囲の脂肪とGerota筋膜は高エコー（→）に描出される．腎臓は腎実質（→）と腎洞（→）に分かれる．腎実質は低エコーレベルで腎洞は高エコーレベルである．
B) 左腎長軸像：腎実質は皮質（→）と髄質（→）に分かれ，皮質は肝実質と同じかやや低いエコーレベルで，髄質はさらにエコーレベルが低く円錐状となる（腎錐体＋腎乳頭）．
C) 右肋間走査．
D) 左肋間走査．
飯塚病院中央検査部提供．

6) エコー所見

　腎周囲の脂肪とGerota筋膜は高エコーになります．腎臓は腎実質と腎洞に分かれ，腎実質は低エコーで腎洞は高エコーです．腎実質は皮質と髄質に分かれ，皮質は肝実質と同じか，やや低いエコーレベルで，髄質はさらにエコーレベルが低く円錐状となります（腎錐体＋腎乳頭）．腎洞内には血管，腎盂・腎杯，脂肪組織が存在し，これが高エコー群を形成し中心部エコー（central echo complex：CEC）とよばれます．水腎症では，このうちの腎盂が尿で拡張し，無エコー域を示します．

❶ 水腎症（図9）

　水腎症では遠位尿管が拡張し，本来高エコー群となる腎洞内に無エコー域が広がります．水腎症は無エコー域の大きさにより，軽度，中等度，高度に分類されます[5]．

> 軽度　：腎洞の無エコー域＋腎杯の拡張＋髄質（腎乳頭＋腎錐体）は正常．
> 中等度：腎杯の拡張＋腎乳頭の消失＋腎錐体の圧排＋皮質は正常＝bear-claw（熊の爪）．
> 高度　：腎杯の拡張＋皮質の菲薄化．

[特集] 腹部エコー

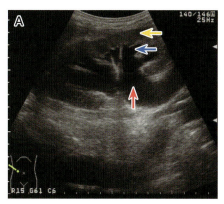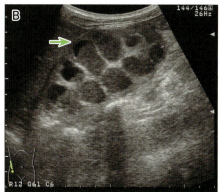

図9 水腎症
A) 中等度水腎症：腎盂・腎杯が拡張（→）し，腎乳頭は消失し腎錐体は圧排（→）される．腎皮質（→）は保たれている．無エコー域があたかも熊の爪のように見えるためbear-clawとよばれる．
B) 高度水腎症：中等度水腎症の所見に加え，皮質が菲薄化する（→）．
飯塚病院中央検査部提供．

❷ 尿路結石

エコーは尿路結石に対する感度は高くありません[6]．結石が嵌頓しやすい場所は腎盂尿管移行部，総腸骨動脈との交叉部，尿管膀胱移行部です．尿管は腸管ガスのため見えにくくなっておりエコーで追うことは難しく，上記部位を中心に観察します．結石は高エコーでacoustic shadowing（音響陰影）を伴います．

3 膀胱の観察

1) 到達目標

膀胱容量，尿道カテーテルの留置位置や機能の確認（ブロックがないか），膀胱結石，粗大な腫瘍の有無の評価ができるようになりましょう．ureteral jets（尿管膀胱移行部結石による尿噴流）と膀胱腫瘍などの評価についてはPOCUSでは扱わず，ほかの画像検査や泌尿器科の相談を検討します．

2) 到達目標のためのチェックリスト

・膀胱を正しく描出できる（見えないときの調整方法も含む）
・膀胱容量，尿道カテーテルの機能不全の同定，膀胱結石，粗大な腫瘍，慢性膀胱炎の評価方法を説明できる

3) 膀胱のPOCUSでわかること

日常診療で尿閉の患者さんを診ることはしばしばあります．膀胱のエコーは膀胱容量を推定でき，不必要な尿道カテーテル留置を避けることができます．尿道カテーテル留置後

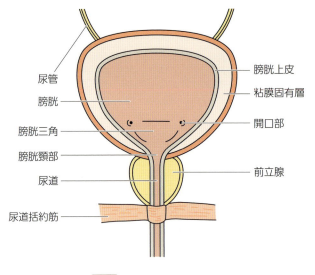

図10 膀胱の解剖（男性）

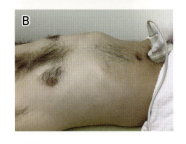

図11 膀胱へのエコーの当て方
A）恥骨結合上横断走査．
B）恥骨結合上縦断走査．

に排尿がない場合は，エコーでカテーテル位置の確認などを行い，きちんと機能しているかを判断しましょう．また急性腎不全の評価，尿量低下の評価で膀胱を観察することは閉塞性尿路疾患の評価に大変役立ちます．

4）正常解剖（図10）

膀胱は骨盤腔内の前下方，恥骨結合の後方に位置し，三角形を呈します．尿管は膀胱の後下壁の膀胱三角部に開口します．男性では前立腺は膀胱頸部の尾側に位置し，正常径は左右幅5 cm以下です．

5）描出方法（図11）

プローブを横にして恥骨結合上縁に置き，少し足側にtilting（プローブを体表面との接点を支点に前後に倒して観察する方法）し，時計回りにrotatingさせて縦斬りの状態にします．膀胱が尿で満たされていない場合はプローブを骨盤腔内の尾側に押し込んで診る必要があります．前立腺は高エコーで，膀胱の横断像では膀胱壁下方に描出されます．

> **膀胱容量の計算式**
> 容量 = 0.75 × 幅 × 長さ × 高さ[7]
> ※幅と長さ（前後径）は横断像で，高さ（上下径）は矢状断で評価します．係数については0.75とするものと0.5とするものがあるようですが，あくまで推定容量の計算なので，臨床的判断に用いる目的ではどちらでも構いません．

[特集] 腹部エコー

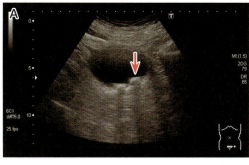
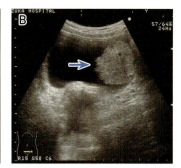
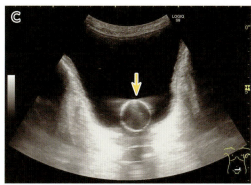
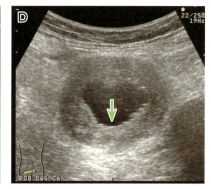

図12 膀胱の異常所見
A) 膀胱結石：結石は高エコーで可動性，後方にacoustic shadowingを呈する（→）．
B) 膀胱腫瘍：膀胱壁から連続して突出し，多くは辺縁が不整である（→）．
C) 尿道カテーテルの機能不全：膀胱内にカテーテルのバルーン（→）が確認できる．
D) 慢性膀胱炎：膀胱壁は尿が充満した状態で3 mm以下であるが，慢性膀胱炎では膀胱壁の肥厚（→）がみられる．

飯塚病院中央検査部提供．

6) エコー所見

❶ 膀胱結石（図12A）

尿管結石が膀胱へ通過した後に確認されます．慢性的な尿閉の患者さんでは尿停滞の結果として結石が膀胱内に産生される場合もあります．高エコーで可動性，後方にacoustic shadowingを呈します．

❷ 膀胱腫瘍（図12B）

膀胱壁から連続して突出し，辺縁は不整であることが多いです．膀胱壁は通常3〜6 mmですが，蓄尿量によって変化します．原因は移行上皮癌が最も多く，鑑別としては膀胱憩室，先天的な膀胱壁の膨出，再発性膀胱炎による壁肥厚などがあります．血塊は腫瘍と間違われることがありますが，十分な膀胱灌流を行った後に確認することで鑑別できます．膀胱腫瘍は泌尿器科への相談や追加検査が必要です．

❸ 尿道カテーテルの機能不全（図12C）

尿道カテーテルが設置されているにもかかわらず膀胱内に多量の尿が認められるときに

は，カテーテルの機能不全を疑います．

❹ 慢性膀胱炎（図12D）

健常者の膀胱壁の厚さは尿が充満した状態では3mm以下です．膀胱壁の肥厚は慢性膀胱炎でしばしばみられます．

4 腹部大動脈の観察

1) 到達目標

腹部大動脈瘤を評価できるようになりましょう．腹腔動脈や上腸間膜動脈などの分岐動脈の同定・評価はPOCUSでは含みません．

2) 到達目標のためのチェックリスト

・腹部大動脈を正しく描出できる（見えないときの調整方法も含む）
・腹部大動脈瘤の評価方法を説明できる

3) 腹部大動脈についてPOCUSでわかること

エコーは腹部大動脈瘤のスクリーニングに用いられます．異常を見落とさないためにも腹部大動脈の評価には横断像と縦断像を組み合わせて評価し，過大・過小評価を避けるため斜め斬りにならないよう注意が必要です．

腹部大動脈瘤は腹部大動脈の異常所見として最も頻度が高く，壁在血栓，内膜の解離，破裂などの所見を評価する必要があります[8]．危険因子としては年齢（好発年齢は70～80歳代），家族歴，男性，喫煙歴が知られています．腹部大動脈瘤の評価は腹部症状を訴えるすべての患者さんで，特に危険因子のある場合や病歴，身体診察で典型的な所見（血圧低下，背部痛，拍動性の腫瘤）がある場合には注意深く評価が必要です．

U.S. preventive services task force recommendation（2014）では喫煙者の男性で65～75歳時に1回のエコーでのスクリーニングが推奨されています[9]．腹部大動脈のPOCUSは腹部大動脈瘤の同定に感度（97.5～100％）・特異度（94.1～100％）ともに良好です[10, 11]．

4) 正常解剖

腹部大動脈は横隔膜下〜総腸骨動脈分岐部までをさします．腎動脈，腹腔動脈，上・下腸間膜動脈，性腺動脈が分岐し横隔膜，副腎，腹壁，脊髄などを栄養しています．

5) 描出方法（図13）

心窩部にプローブを横向きに当て腹部大動脈を同定します．まず椎体を見つけ，椎体の右上方に腹部大動脈があることを確認します．そのままプローブを水平に足側にスライド

[特集] 腹部エコー

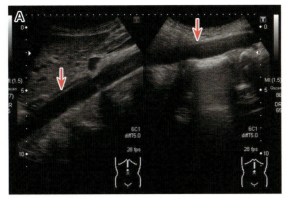
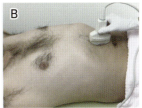

図13 腹部大動脈
A) 腹部大動脈矢状断像：腎動脈分岐下部から総腸骨動脈分岐直上までを描出している．
B) 腹部正中縦断走査．
飯塚病院中央検査部提供．

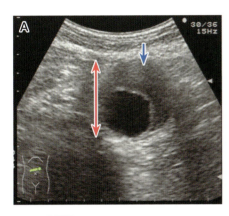
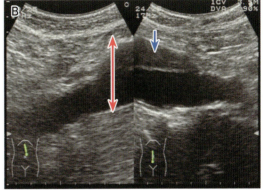

図14 腹部大動脈瘤
A) 腹部大動脈瘤横断像．B) 腹部大動脈瘤縦断像．
腹部大動脈が全周性に拡大し紡錘状を呈している．直径4 cm（⬌）で瘤部に壁在血栓（➡）がある．
飯塚病院中央検査部提供．

させると，臍あたりで総腸骨動脈に分岐します．次に90°時計回りにし，縦斬り（プローブマーカーは足側）でも評価します．

6) エコー所見（図14）

● 腹部大動脈瘤

径の評価は動脈壁の外径で行います．横斬りと縦斬り両方で計測し，直径が正常径の1.5倍（腹部で3 cm）を超えて拡大した場合に瘤と診断，3 cm未満なら腹部大動脈瘤除外が可能です．4.5 cm以上の場合には心臓血管外科へのコンサルトを考慮します．

5 胆嚢の観察

1) 到達目標

急性胆嚢炎を診断するために胆嚢，胆石，胆嚢壁肥厚，胆嚢周囲液貯留，sonographic Murphy's sign を描出できるようになりましょう．肝臓や総胆管の評価についてはPOCUSでは扱いません．

2) 到達目標のためのチェックリスト

- 胆嚢を正しく描出できる（見えないときの調整方法も含む）
- 胆嚢壁・胆嚢周囲液貯留の評価方法を説明できる
- 胆石の特徴を説明できる
- 急性胆嚢炎の典型像を説明できる
- sonographic Murphy's sign の方法を説明できる

3) 胆嚢のPOCUSでわかること

胆道系疾患は無症候性胆石から急性胆嚢炎，胆管炎までさまざまです．エコーは特に胆嚢の評価については感度・特異度が高く，放射線被曝がないこと，ベッドサイドで迅速に行えることなど，右季肋部痛の評価に有用なツールです．

4) 描出方法（図15）

胆嚢の描出は，下記の順序で行います．肋骨弓下を心窩部から側腹部へスライドしているときに見つけるのがポイントです．

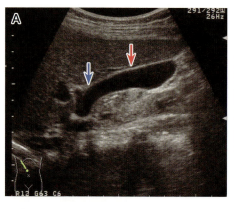 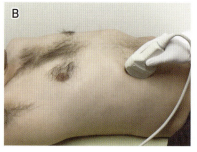

図15　胆嚢の正常像
A）胆嚢長軸像：胆嚢の形状は長茄子型（→）を呈し，頸部は緩やかに屈曲（→）している．
B）右季肋部縦断走査．
飯塚病院中央検査部提供．

① プローブを患者右側の肋骨弓下に縦に置き，少し頭側へrocking（プローブを体表面との接点を支点に扇動させて観察する方法）する（マーカーは足側）．
② プローブを肋骨弓下に沿って外側にスライドさせ，胆嚢を見つける．
③ rotatingとtiltingで胆嚢長軸を出す．見えにくいときは深吸気で息止めや左側臥位にすることで見えやすくなる．
※食後は胆嚢が収縮するため描出が難しい．検査前数時間は絶食が望ましい[12]．

5) エコー所見（図16）

胆嚢内部，胆嚢壁，胆嚢周囲の所見を確認します．胆嚢壁の厚さは後方エコーの増強の影響を避けるため前壁で測定します．正常は3 mm以下．ただし胆嚢炎以外にも腹水，心不全，肝炎，膵炎，低アルブミン血症，食後などでも壁肥厚になるため注意が必要です．

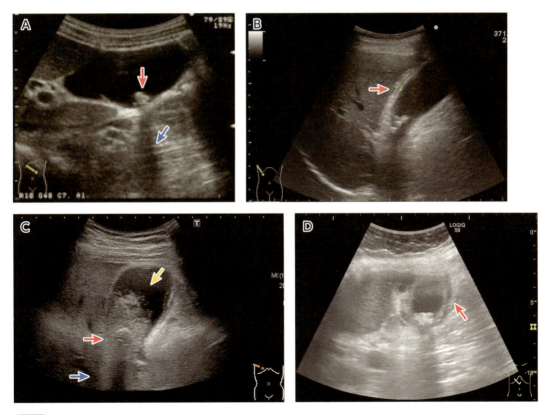

図16 胆嚢の異常所見
A) 胆石：胆石は高輝度で描出される（→）胆石の後方のacoustic shadowingにも注目（→）．
B) 胆嚢壁肥厚：→の部分が壁肥厚を示している．
C) 胆石・胆泥・壁肥厚：→の部分が胆石，その後方のacoustic shadowingにも注目（→）．→部分が胆泥．
D) 胆嚢周囲液貯留：胆嚢周囲の肝側・底部側・足側に混濁を伴う液貯留がある（→）．
飯塚病院中央検査部提供．

❶ 胆石

　　高エコーで後方にacoustic shadowingがあり，体位を変えると動くのが特徴です．胆嚢頸部にある胆石は動きにくく，症状をきたしやすいため注意が必要です．胆石と間違えやすいものに胆砂と胆嚢ポリープがあります．胆砂は成因によりさまざまなエコー輝度を呈し，円形に隆起することがあり胆石と区別しにくいことがありますが（tumefactive sludge），acoustic shadowingがないことが多いです．胆砂も閉塞の原因となり急性胆嚢炎の原因となりえます．ポリープは胆嚢壁に付着する小結節性病変で，通常acoustic shadowingはなく，体位を変えても動かない点が鑑別のポイントです．

❷ 急性胆嚢炎

　　通常は胆石による胆嚢管の閉塞により発症します．鍵となる所見は胆石，sonographic Murphy's sign，壁肥厚，周囲液貯留です[13]．急性胆嚢炎ではしばしば周囲に限局した液貯留と胆嚢壁の炎症を伴います．胆嚢周囲の液貯留は，限局せず腹腔と連続している場合は腹水として観察されます．

> **エコーによる急性胆嚢炎の診断精度**
> 感度 87 %（95 % CI 66〜97），特異度 82 %（95 % CI 74〜88）
> LR（＋）＝ 4.7（陽性的中率 44 %），LR（−）＝ 0.16（陰性的中率 97 %）
> ※CTやMRIなどとほぼ同じ正確さとされている[14]．

❸ sonographic Murphy's sign

　　胆嚢を映しながらプローブで胆嚢を圧迫し，痛みが出れば陽性とします．

> ・胆石＋sonographic Murphy's sign陽性の場合，陽性的中率 92 %
> 　（胆石なしの場合：陽性的中率 72〜86 %）．
> ・胆石なし＋sonographic Murphy's sign陰性の場合，陰性的中率 95 %となる[15]．

6 まとめ

　　腹部のPOCUSとして腹水，腎臓，膀胱，腹部大動脈，胆嚢に対象を絞り説明しました．腹部エコーの研修を受けた方のなかには項目が少ないと感じた方もいるかもしれません．手順を簡略化し，評価項目を限定し，判断基準を明確にしている点がPOCUSの大きな特徴です．これは従来の精査の手段，確定診断の手段としてのエコーとは大きく異なるコンセプトです．とはいえ腹部エコーの対象をどこまで絞るか，どこまで広げるか，コンセンサスはできてはいません．まずは本稿であげたポイントを押さえていただき，**身体診察の延長として常日頃から気軽にエコーを使う習慣をつけていただきたいと思います．**

[特集] 腹部エコー

■ 引用文献

1 ）McGee S（ed）：Palpation and Percussion of the Abdomen.「Evidence-Based Physical Diagnosis, 4th Edition」, Elsevier, 2018

2 ）Mercaldi CJ & Lanes SF：Ultrasound guidance decreases complications and improves the cost of care among patients undergoing thoracentesis and paracentesis. Chest, 143：532-538, 2013

3 ）Patel NY & Riherd JM：Focused assessment with sonography for trauma：methods, accuracy, and indications. Surg Clin North Am, 91：195-207, 2011

4 ）松本広嗣, 他：脾臓外傷.「腹部外傷の超音波診断」臨床外科, 38：325-333, 1983

5 ）Kidneys.「Point of Care Ultrasound, 1th Edition」（Soni NJ, et al, eds）, Saunders, 2014

6 ）Fowler KA, et al：US for detecting renal calculi with nonenhanced CT as a reference standard. Radiology, 222：109-113, 2002

7 ）Chan H：Noninvasive bladder volume measurement. J Neurosci Nurs, 25：309-312, 1993

8 ）Heikkinen M, et al：The fate of AAA patients referred electively to vascular surgical unit. Scand J Surg, 91：345-352, 2002

9 ）LeFevre ML, et al：Screening for abdominal aortic aneurysm：U.S. Preventive Services Task Force recommendation statement. Ann Intern Med, 161：281-290, 2014

10）Tayal VS, et al：Prospective study of accuracy and outcome of emergency ultrasound for abdominal aortic aneurysm over two years. Acad Emerg Med, 10：867-871, 2003

11）Costantino TG, et al：Accuracy of emergency medicine ultrasound in the evaluation of abdominal aortic aneurysm. J Emerg Med, 29：455-460, 2005

12）Rozycki GS, et al：Early detection of hemoperitoneum by ultrasound examination of the right upper quadrant：a multicenter study. J Trauma, 45：878-883, 1998

13）American College of Emergency Physicians：Emergency ultrasound guidelines. Ann Emerg Med, 53：550-570, 2009

14）Summers SM, et al：A prospective evaluation of emergency department bedside ultrasonography for the detection of acute cholecystitis. Ann Emerg Med, 56：114-122, 2010

15）Ralls PW, et al：Real-time sonography in suspected acute cholecystitis. Prospective evaluation of primary and secondary signs. Radiology, 155：767-771, 1985

Profile

吉野俊平（Shumpei Yoshino）

飯塚病院 総合診療科
総合内科医の有志で初心者のための超音波検査「世界標準」トレーニングコース, POCUSコースを定期的に開催しております. 興味のある方はぜひご参加ください. 詳細はこちらです➡ http://hospitalist.jp/

特 集 エコーを聴診器のように使おう！POCUS

【コラム】
筋骨格・関節エコー

六反田 諒

① 骨折エコーでは皮質の断絶・周囲の低エコー領域（血腫）・骨折部の血流シグナル
が特徴的な所見である
② リウマチエコーでは滑膜炎・骨びらんを鋭敏に描出でき，関節リウマチの早期発見
に有効である

はじめに

　全身のさまざまな部位にエコーが役立つことが知られつつありますが，実は今リウマチ
診療や整形外科領域でもmusculoskeletal ultrasoundという名前でエコーが注目されつつ
あることをご存知でしょうか．まだまだマイナーではありますが，使えるときっと役に立
つ筋骨格・関節のエコーを少しだけご紹介しましょう．

1 整形外科領域でのエコー

　整形外科医ではない医師・研修医が救急外来などでプライマリ整形の対応をすることに
なったときに，診断に不安を感じたことはないでしょうか．筆者が研修医のとき，当直中
に一番困ったのは骨折の有無の判断で，X線を見ても骨折線があるかどうかどうしても自
信がもてず，泣く泣く整形外科の当直医を起こして一緒に読影してもらったことがありま
した．
　そんなときに活躍するのがエコーです．表在用のリニア型プローブ（図1）を用いて，設
定は「orthopedics」「soft tissue」などのプリセットを選択するとよいです（実際にはプ
ローブさえ正しければどんな設定でも検査は可能）．あとは患者さんの圧痛部位を診察でな

るべくピンポイントに同定してプローブを当ててみるだけです．図2はX線ではわからなかった橈骨遠位端骨折の画像です．

骨折時のエコー所見の特徴は以下の3点です．

① 皮質の断絶
② 周囲の低エコー領域（血腫）
③ 骨折部の血流シグナル

エコーではX線と違って角度を変えてさまざまな方向から観察することができるため骨折の診断精度は高く，感度64.7〜100％，特異度79.2〜100％という報告があります[1]．また妊娠中や小児などX線検査が難しい状況でも検査が可能という点も便利なため，整形エコーの第一歩としてぜひ骨折エコーを試してみていただきたいです．

ほかにも習熟すれば腱・靱帯・筋肉・神経などさまざまな応用が可能で，筆者が知っている某整形外科クリニックでは，外来新患のほとんどをエコーで診断し，X線は3割ほど（！）の患者でしか撮影しないというところもあります．5年後，10年後には整形外科の診療でエコーが中心になっている時代が来るかもしれません．

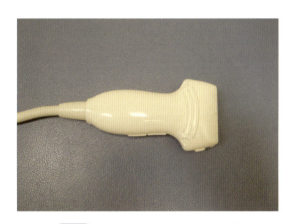

図1 表在用のリニア型プローブ

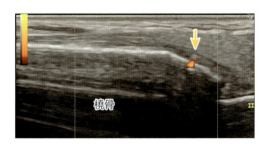

図2 橈骨遠位端骨折のエコー所見
皮質が断絶し，周囲に低エコー領域がみられる．また，骨折部に血流シグナルがみられる．

2 リウマチ診療におけるエコー

関節リウマチでは関節周囲の滑膜に炎症が起きることが病態の中心ですが，従来のX線検査では滑膜などの軟部組織の変化を捉えることが難しく，滑膜から骨に病変がおよび骨破壊（骨びらん）に至ってようやく画像的に診断できていました．エコーは骨の内部を見ることはできないものの，軟部組織の描出に関してはX線とは比較にならないほど鋭敏で，MRIと比べても遜色がありません（表）．

リウマチエコーでは整形エコーと同様にリニアプローブを用い，基本的な設定も同様で検査可能です．関節リウマチの腫脹関節にプローブを当てると滑膜炎は関節周囲の低エコー領域として現れ，パワードプラで内部を評価すると低速の血流シグナルが観察されます（図3）．ちなみに正常像では血流シグナルは観察されません．骨びらんは骨表面にU字型の皮質欠損として現れ，エコーを用いればX線と比較して3.4〜6.5倍の数の骨びらんを

表 関節評価におけるエコー・MRI・X線の比較

		エコー	MRI	単純X線
評価部位	血流	◎	○	
	滑液貯留	○	○	
	滑膜肥厚	○	○	
	軟骨破壊	○	○	○
	腱・靱帯	○	○	
	骨びらん	○	○	○
	骨棘形成	△	○	○
	骨変形	△	○	○
検査特性	コスト	○		○
	検査時間	△〜○		◎
	精度	○	○	
	再現性	○	○	○
	技術格差	△	○	○

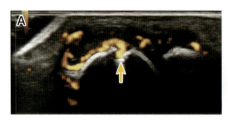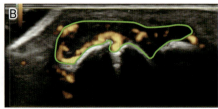

図3 関節リウマチのエコー所見
A) MTP関節の骨びらん（→）．
B) MTP関節の滑膜炎（Aと同じ画像，□が滑膜炎部分）．

[特集] 筋骨格・関節エコー

見つけることができると報告されているため[2] 関節リウマチの早期診断には非常に有効です．関節が腫れているかどうか診察で判断が難しい場合や，X線で骨びらんがあるか悩ましい場合にはエコーを当ててみるとよいかもしれません．

おわりに

筋骨格・関節のエコーはまだまだ多くの人に馴染みが薄く，一見難しそうに思えるかもしれませんが，使い慣れると迅速で正確な診断ができる手放せないツールとなります．まずは痛いところにどこでもプローブを当ててみることからはじめてみてはいかがでしょうか．

引用文献

1）Chartier LB, et al：Use of point-of-care ultrasound in long bone fractures：a systematic review and meta-analysis. CJEM, 19：131-142, 2017

2）Wakefield RJ, et al：The value of sonography in the detection of bone erosions in patients with rheumatoid arthritis：a comparison with conventional radiography. Arthritis Rheum, 43：2762-2770, 2000

Profile

六反田 諒（Ryo Rokutanda）
聖路加国際病院 リウマチ膠原病センター

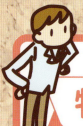

レジデントノート

特集関連バックナンバーのご紹介

増刊2017年12月発行 (Vol.19-No.14)

入院患者管理パーフェクト Part2

症候対応、手技・エコー、栄養・リハ、退院調整、病棟の仕事術など、超必須の31項目！

石丸裕康，森川 暢／編

定価 4,700円＋税
ISBN 978-4-7581-1597-1

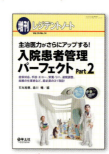

- 疾患に対するマネジメントについてはどの本にも記載がありますが，主治医意見書，退院後の社会サービスの利用などについても記載があり勉強になりました．

2016年10月号 (Vol.18-No.10)

心不全の診かた

診断・治療の王道と
専門医の匠の技を教えます！

水野 篤／編

定価 2,000円＋税
ISBN 978-4-7581-1575-9

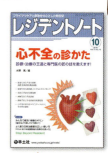

- 後輩に「心不全の診療の基礎がわかりません」と言われた時に迷いなく薦められると感じました．
- 治療方針・データなどについて「王道」「匠」と2段階にわけてさらなるエビデンスに基づいた知識も記載されており，とても勉強になりました．

2015年7月号 (Vol.17-No.6)

腹部・骨盤部の画像が読める！

救急で異常を見逃さない！
読影のコツとモダリティ選択の考え方

山﨑道夫／編

定価 2,000円＋税
ISBN 978-4-7581-1553-7

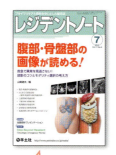

- よくある実際の症例について，多くの写真を用いながら説明されていたのでわかりやすかった．
- 画像が多数あり，放射線科の先生の画像の読み方が記載されていたのが良かった．

増刊2015年6月発行 (Vol.17-No.5)

救急エコースキルアップ塾

正確にサッと描出し，
患者状態をパッと診るワザを伝授！

鈴木昭広，松坂 俊／編

定価 4,500円＋税
ISBN 978-4-7581-1552-0

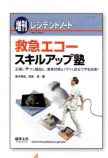

- 救急で行われるエコーのテクニックが，基本，解剖を意識した部位別の各論，応用編と，まとまった内容になっていました．
- 特に症状ごとのアプローチ特集が興味深かったです．

特集とあわせてご利用ください！

詳細は www.yodosha.co.jp/rnote/index.html

最新情報もチェック ➡ **residentnote** **@Yodosha_RN**

Book Information

救急超音波診
救急診療にエコーを活用する

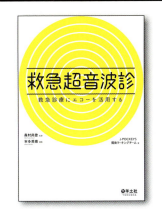

監修／森村尚登　編集／本多英喜　著／J-POCKEYS開発ワーキングチーム
□ 定価(本体4,600円+税)　□ B5判　□ 176頁　□ ISBN978-4-7581-1799-9

- エコーで全身を診て，迅速に判断するための必須ポイント・考え方を解説！
- 緊急度・重症度の評価・診断やマイナーエマージェンシー，穿刺補助，IVC評価，DVT評価…等，各場面での活かし方を1冊にギュッと凝縮！

蘇生・診断・処置・モニタリングで，エコーを活かして迅速に動く！

あてて見るだけ！劇的！救急エコー塾
ABCDの評価から骨折，軟部組織まで，ちょこっとあてるだけで役立つ手技のコツ

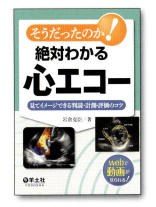

編集／鈴木昭広
□ 定価(本体 3,600円+税)　□ A5判　□ 189頁　□ ISBN978-4-7581-1747-0

- よく使う腹部や心臓のエコーだけでなく，気道や胃，骨折まで手軽にみられるワザを解説
- 「ちょこっと」あててみたくなる方，続出！「劇的」に売れています！

救急診療が劇的に飛躍するエコーの使い方を伝授！

そうだったのか！絶対わかる心エコー
見てイメージできる判読・計測・評価のコツ

著／岩倉克臣
□ 定価(本体 4,000円+税)　□ A5判　□ 171頁　□ ISBN978-4-7581-0748-8

- 判読・計測の進め方から疾患の評価まで，必ず押さえたい知識をカラー写真と図を駆使して明快に解説！webで関連するエコー動画も見られる
- きれいな撮像のコツや評価の際の着目点など，アドバイスも満載！

心エコーの上達を目指す方へ！複雑な評価法もよくわかる

発行　羊土社 YODOSHA　〒101-0052　東京都千代田区神田小川町2-5-1　TEL 03(5282)1211　FAX 03(5282)1212
E-mail：eigyo@yodosha.co.jp
URL：www.yodosha.co.jp/　　ご注文は最寄りの書店，または小社営業部まで

患者を診る 地域を診る まるごと診る
総合診療の Gノート
General Practice

■ 隔月刊（偶数月1日発行）　■ B5判
■ 定価（本体2,500円+税）

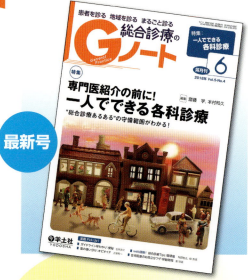

最新号

2018年6月号（Vol.5 No.4）

専門医紹介の前に！
一人でできる各科診療
"総合診療あるある"の守備範囲がわかる！

編集／齋藤　学，本村和久

- 若い女性が顔を怪我した—顔面外傷（形成外科）……………高橋卓也
- じわじわ出血する—不正性器出血（産婦人科）……………山口純子
- 目にゴミが入った—結膜異物（眼科）……………石井恵美
- 耳が痛い—中耳炎と鼓膜切開（耳鼻科）……………飯塚　崇
- ほくろができた—悪性黒色腫（皮膚科）……………外川八英
- 膝が痛い—変形性膝関節症（整形外科）……………橋元球一
- 血尿が出た—肉眼的血尿（泌尿器科）……………齋藤駿河，奥野　博
- 歯が抜けた—歯の脱臼性外傷（歯科）……………大木理史

各科紹介前にやっておきたい**診断，対応のコツ**をやさしく解説．紹介後のフォローまで現場目線でわかる！

4月号（Vol.5 No.3）
何から始める!?
地域ヘルスプロモーション
研修・指導にも役立つ　ヒントいっぱいCase Book

井階友貴／編

2月号（Vol.5 No.1）
「薬を飲めない，飲まない」問題
処方して終わり、じゃありません！

矢吹　拓／編

次号予告
2018年8月号（Vol.5 No.5）
テーマ　これは使える！
エビデンスに基づいたCOPD診療（仮題）

南郷栄秀，岡田　悟／編

発行 羊土社

連載も充実！
総合診療で必要なあらゆるテーマを取り上げています！

忙しい診療のなかで必要な知識を効率的にバランスよくアップデートできます！

聞きたい！ 知りたい！ 薬の使い分け
日常診療で悩むことの多い治療薬の使い分けについて，専門医や経験豊富な医師が解説します！患者さんへの説明のコツも伝授！

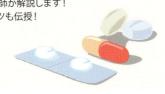

なるほど！ 使える！ 在宅医療のお役立ちワザ
在宅医療の現場で役立つツールや，その先生独自の工夫など，明日からの診療に取り入れたくなるお役立ちワザをご紹介！

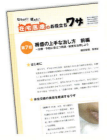

優れた臨床研究は，あなたの診療現場から生まれる
（福原俊一／監修　片岡裕貴，青木拓也／企画）

研究をやりたいけれど「何から始めればよいかわからない」「上手くいかない」など，不安や悩みをもつ方へ！臨床現場でどう実践するか，実例をもとに解説！

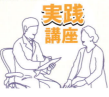

実践講座

思い出のポートフォリオを紹介します
印象に残ったポートフォリオの実例を難しかった点・工夫した点などにフォーカスしてご紹介いただくコーナー．ポートフォリオ作成・指導のヒントに！

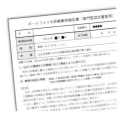

ガイドライン早わかり
（横林賢一，渡邉隆将，齋木啓子／編）

総合診療医が押さえておくべき各種ガイドラインのポイントをコンパクトにお届けします！

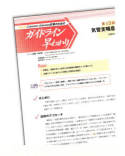

誌上EBM抄読会
診療に活かせる論文の読み方が身につきます！
（南郷栄秀，野口善令／編）

エビデンスを知っているだけでなく，現場での判断にどう活かしていくか，考え方のプロセスをご紹介します．実際のEBM抄読会を誌上体験！

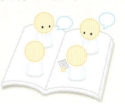

どうなる日本！？　こうなる医療！！
これからの医療をめぐる環境がどう変わっていくのか，医療提供システムはどのように変わっていくべきかなど，さまざまなテーマを取り上げます！

みんなでシェア！ 総合診療Tips
総合診療の現場で今から使える＆ずっと役立つTipsを，全国各地の専門医プログラムがリレー形式で紹介．各プログラム一押しのTipsを，みんなでシェアして，レベルアップ！

本コーナーはWebでもお読みいただけます！ ➡ QRコードからGO！

年間定期購読料　国内送料サービス

通常号（隔月刊6冊）	定価（本体15,000円＋税）	
通常号（隔月刊6冊）＋増刊（増刊2冊）	定価（本体24,600円＋税）	
通常号＋WEB版※	定価（本体18,000円＋税）	
通常号＋WEB版※＋増刊	定価（本体27,600円＋税）	

※WEB版は通常号のみのサービスとなります

詳細は www.yodosha.co.jp/gnote/

最新情報もチェック ➡ gnoteyodosha　@Yodosha_GN

Book Information

目で見る感染症
見ためでここまで診断できる！感染症の画像アトラス

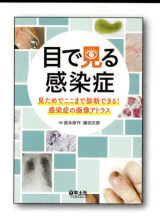

編集／原永修作，藤田次郎
- □ 定価（本体 4,200円＋税）　□ B5判　□ 167頁　□ ISBN978-4-7581-1774-6

- ● 感染症に特有な画像を多数掲載！感染症を"見ため"で掴むコツを伝授！
- ● 炎症所見・検査所見などの見かたを解説し，さらに確定診断までのアプローチもわかる！感染症の診断力を磨きたいすべての方にオススメ！

感染症を"見ため"で正しく捉えれば，診断に結びつく！

臨床にダイレクトにつながる 循環生理
たったこれだけで、驚くほどわかる！

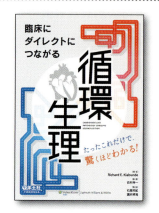

著／Richard E. Klabunde　監修／百村伸一　監訳／石黒芳紀，讃井將満
- □ 定価（本体 5,200円＋税）　□ B5判　□ 271頁　□ ISBN978-4-7581-1761-6

- ● 本当に必要なことに絞った簡潔な解説なので、急性期の診療にすぐ役立つ！
- ● 初学者や理解が曖昧な方はもちろん、循環器、麻酔、救急、ICUの医師必読
- ● 欧米の好評本Cardiovascular Physiology Concepts 2nd ed.を翻訳

循環生理のモヤモヤを，この1冊で解消！

よくわかる輸血学 改訂版
必ず知っておきたい輸血の基礎知識と
検査・治療のポイント

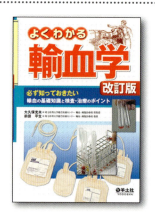

著／大久保 光夫，前田平生
- □ 定価（本体4,200円＋税）　□ B5判　□ 207頁　□ ISBN978-4-7581-0696-2

- ● 自己血輸血，アフェレーシスなどの最新知識を加えてアップデート！
- ● やさしい解説と豊富なチャートで安全な治療と検査の実施ポイントがよくわかる
- ● 輸血関連の各種認定試験対策にも役立つ充実の1冊！

輸血のポイントを凝縮した，輸血学入門の決定版！

発行　羊土社 YODOSHA
〒101-0052　東京都千代田区神田小川町2-5-1　TEL 03(5282)1211　FAX 03(5282)1212
E-mail：eigyo@yodosha.co.jp
URL：www.yodosha.co.jp/

ご注文は最寄りの書店，または小社営業部まで

臨床検査専門医がコッソリ教える… 検査のTips!

シリーズ編集／五十嵐 岳（聖マリアンナ医科大学 臨床検査医学講座）

第17回　マラリアは末梢血液像で診断できる！

増田亜希子

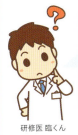

先生，夏休みで海外旅行のシーズンになりましたね！ そうだ，先日，"アフリカから2週間前に帰国，39℃の発熱が主訴の30歳男性"が外来を受診されたのですね．指導医の先生から「マラリアの可能性が考えられるから，検査室に末梢血液像をみてもらうよう至急頼んで！」と言われたのですが…マラリアって，末梢血液像で診断できるのですか？

研修医 臨くん

そうそう，指導医の先生が指示されたとおり，末梢血液像で診断可能だよ．熱帯地から帰国後の発熱患者を診たら，必ずマラリアを疑い，末梢血塗抹標本を鏡検してもらおう！ 赤血球に寄生するマラリア原虫を確認できれば，確定診断となるよ．では，その様子をちょっとみてみようか．

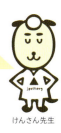

けんさん先生

解 説

● マラリアとは？

マラリアは，ハマダラカによって媒介される急性熱性疾患．マラリア原虫（*Plasmodium*属）の感染により，特有の熱発作，貧血，脾腫などを呈するんだ．マラリアはアジア，オセアニア，アフリカ，および中南米の熱帯・亜熱帯地域で流行しており，2016年時点の世界保健機構（WHO）の推計では，年間2億人以上が罹患，年間44.5万人も亡くなっている疾患だよ[1]．

● マラリア原虫の種類と症状

ヒトに感染するマラリア原虫として，5種類があるんだ．従来，熱帯熱マラリア原虫（*P. falciparum*），三日熱マラリア原虫（*P. vivax*），卵形マラリア原虫（*P. ovale*），四日熱マラリア原虫（*P. malariae*）の4種類とされてきたけれど，2004年以降，サルマラリア原虫である*P. knowlesi*のヒトでの集団感染例が報告されているよ．

熱帯熱マラリアと三日熱マラリアが多く，卵形マラリアや四日熱マラリアは少ない．**特に熱帯熱マラリアは重症化しやすく，死亡率が高いため，早期診断，早期治療が重要なんだ！** 発熱，脾腫，貧血はいずれのタイプにも共通する症状で，潜伏期間の後，悪寒や震えとともに熱発作で発症する．この熱発作の間隔は，三日熱・卵形マラリアで48時間ごと，四日熱マラリアで72時間ごと，熱帯熱マラリアでは不定期とされているね．

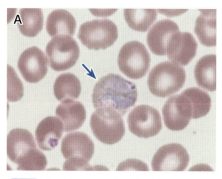
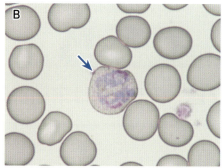
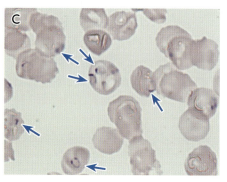

図　末梢血塗抹標本の強拡大（May-Giemsa染色）

A）三日熱マラリア原虫（通常のリン酸緩衝液）
B）三日熱マラリア原虫（pH7.4の緩衝液）
　A, Bのいずれも，赤血球内にアメーバ体と思われる封入体が認められる．本標本では，Schüffner斑点は認められない．
C）熱帯熱マラリア原虫（pH7.4の緩衝液）
　1個の赤血球内に輪状体が複数存在している．

【写真提供】　A, B：東京大学医学部附属病院 検査部 常名政弘先生，C：三井記念病院 臨床検査部 相原久美子先生

表　三日熱マラリアと熱帯熱マラリアの形態学的特徴

三日熱マラリア	熱帯熱マラリア
・感染赤血球はやや大きい ・アメーバ体（後期栄養体）にSchüffner斑点（多数の赤い小さな斑点）を認める ・輪状体，アメーバ体，分裂体，生殖母体の各種の発育期の繁殖体が同時にみられる	・感染赤血球は大きくならない ・アメーバ体にMaurer斑点（大型で少数の赤い斑点）を認める ・輪状体が1個の赤血球内に複数存在する ・重症例以外では，分裂体やアメーバ体は通常認めない ・半月型の生殖母体がみられれば，確実に熱帯熱マラリアと診断できる

文献3より引用．

● マラリアの診断

　マラリア疑いの患者では，直ちに末梢血塗抹標本を作製し，光学顕微鏡で鏡検を行う．ヒトに感染したマラリア原虫は赤血球内で分裂・増殖をくり返すため，**赤血球内に虫体を確認できれば，確定診断できるよ！** 顕微鏡による形態学的診断法は，古典的だけれど，現在も標準的診断法となっている．迅速診断キットやPCR法は，日本では顕微鏡法の補助的診断の位置づけだね[2]．

● マラリアの形態学的診断のポイント！！

① 検査室に「マラリア疑い」と連絡して鏡検してもらう

　一般的なGiemsa染色で用いられるpH 6.4～6.6のリン酸緩衝液（図A）ではマラリア原虫の原形質が染まりにくく，Schüffner斑点などが判別できない可能性があるため，マラリアが疑われる場合にはpH 7.2～7.4の緩衝液に変更しているんだ（図B）[3]．赤血球の直径は約 8 μmだから，マラリアがいかに小さいかがわかるね！ **事前に「マラリア疑い」と検査室に連絡すると，よりよい検査が可能になることを覚えておいてね．**

② 重症化しやすい熱帯熱マラリアを形態で鑑別するには…？
　三日熱マラリアでは輪状体，アメーバ体など，各種の発育期の繁殖体が同時にみられるけれど，熱帯熱マラリアでは分裂体やアメーバ体は通常認められないんだ（重症例を除く）．また，熱帯熱マラリアでは"輪状体が1個の赤血球内に複数みられること"も特徴となるよ（図C，表）．

熱帯や亜熱帯への渡航歴のある発熱患者では，必ずマラリアを疑い，直ちに末梢血液像の鏡検を依頼しよう！
その際，検査室に「マラリア疑い」と伝えることも忘れないでね！

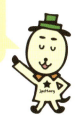

引用文献
1) WHO：World malaria report 2017. 2017
　http://apps.who.int/iris/bitstream/10665/259492/1/9789241565523-eng.pdf?ua=1
2) 国立感染症研究所：マラリアとは
　https://www.niid.go.jp/niid/ja/kansennohanashi/519-malaria.html
3) 「血液形態アトラス」（矢冨 裕，増田亜希子，常名政弘/編），医学書院，2017

※臨床検査医学会では，新専門医制度における基本領域の1つである臨床検査専門医受験に関する相談を受け付けています．
　専攻医（後期研修医）としてはもちろん，非常勤医員や研究生として研修に通うことでも受験資格を得ることができます．
　専攻した場合のキャリアプランならびに研修可能な施設について等，ご相談は以下の相談窓口までお気軽にどうぞ！！
　日本臨床検査医学会 専門医相談・サポートセンター E-mail：support@jslm.org

※連載へのご意見，ご感想がございましたら，ぜひお寄せください！また，「普段検査でこんなことに困っている」
　「このコーナーでこんなことが読みたい」などのご要望も，お聞かせいただけましたら幸いです．rnote@yodosha.co.jp

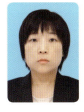

今月のけんさん先生は…
三井記念病院血液内科/臨床検査科の増田亜希子でした！
　私はもともと血液内科医の臨床検査専門医であり，現在は三井記念病院の血液内科の責任者を兼任しています．ひさしぶりに病棟オーベンとして研修医を指導するようになりました．
　血液検査（血球検査）は，最も基本的な検査の1つであり，多くの情報が詰まっています．この連載を通して，血液検査の重要性や，診断の楽しさについて，学んでいただけたらうれしいです！

日本臨床検査医学会 広報委員会
レジデントノート制作班：五十嵐 岳，小倉加奈子，木村 聡，田部陽子，千葉泰彦，増田亜希子

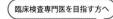

MEDSiの新刊

診断推論は"一代限りの名人芸"にあらず。
"思考プロセス"を学びスキルアップ!

50のCommon Diseaseから学ぶ診断推論

外来での思考プロセスとマネジメント
General Practice Cases at a Glance

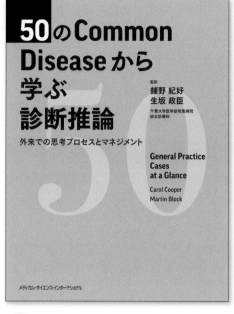

- ●監訳：鋪野紀好　千葉大学医学部附属病院総合診療科特任助教
　　　生坂政臣　千葉大学医学部附属病院総合診療科教授
- ●定価：本体3,200円+税
- ●A4変　●頁128　●図25・写真16　●2018年
- ●ISBN978-4-8157-0124-6

見逃してはいけない疾患を含め外来診療の基本となる50症例（愁訴・症候）を通して、実践に即した臨床推論の組み立て方を学ぶ書。各章原則見開き2頁での簡明な記述。症例ごとに、病歴聴取の過程でいかに情報を的確に絞り込み、適切な身体診察を選択し、診断・マネジメントにつなげるか、提示されたその局面ごとの判断ポイントを理解することで、ジェネラリストとしての思考プロセスが身につく。医学生・研修医など初学者のみならず、ベテランの復習書としても最適。

目次

Part 1 Introduction
1 診療の基本
2 診断に到達するための臨床推論

Part 2 Cases
1 うちの赤ちゃんが高熱なの！
2 花粉症の薬が欲しいです
　（痩せた若年女性の診療）
3 咳がどうにもなりません
4 膝がひどい状態です
5 片頭痛があるんです
6 インフルエンザの予防接種を受けに来ました
　（高齢者の定期受診）
7 この子には手を焼いています
8 肩に違和感があります
9 こんなに体重が増えてるなんて信じられません
10 肛門が痛いんです
　‥‥他 全50症例

大好評! 病棟マニュアルの決定版!!

総合内科病棟マニュアル

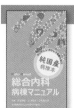

- ●編集：筒泉貴彦・山田悠史・小坂鎮太郎　●定価：本体5,000円+税
- ●B6変　●頁784　●図78　●2017年　●ISBN978-4-89592-884-7

MEDSi メディカル・サイエンス・インターナショナル
113-0033 東京都文京区本郷1-28-36鳳明ビル
TEL 03-5804-6051　FAX 03-5804-6055
http://www.medsi.co.jp
E-mail info@medsi.co.jp

7月号のテーマ
深部静脈血栓症

9月号のテーマ
周術期の血糖コントロール

監修／香坂 俊（慶應義塾大学医学部循環器内科）

第29回 高血圧の治療はいつから開始すればよいの？

池村修寛

　本コーナーは初期研修医が日常臨床のなかで感じた**素朴な疑問**について，そのエッセンスを読みやすく解説するシリーズです．さて，今回はどんな質問が登場するでしょうか．

今回の質問
血圧がいくつになったら高血圧の治療を開始すればよいのですか？

お答えします
米国のガイドラインでは2017年に高血圧の診断基準が130/80 mmHgに引き下げられ，ライフスタイルの改善を行っていくこととなりました．その後，個々の心血管リスクに応じて降圧薬を開始することが推奨されています．

米国の高血圧ガイドラインが改訂される

研修医：先生，この前勉強会に参加したときに，米国の高血圧ガイドラインが改訂されて高血圧の定義と管理目標値が130/80 mmHgに引き下げられたことが紹介されていました[1]．学生時代に習ったときには高血圧の定義は140/90 mmHgだったはずなのに…．実は私はもともと血圧が高めなのですが，米国の定義に従うともうこの歳で降圧薬を内服しなければならないのでしょうか？

指導医：そうか，実は私も先生と同じで血圧が高めだから，今回の米国のガイドラインに照らし合わせると…なんと高血圧になってしまうんだよ．

研修医：先生もそうだったのですね！　なんか急に親近感がわいてきました．

指導医：日本人の約1/4が高血圧っていわれているから[2]，私たちが親しくなれそうな人はもっといると思うよ．2000年時点で全世界の成人の1/4，すなわち約10億人以上が高血圧に罹患していることが知られていて，この罹患率は2025年には29％増加し15億人にも及ぶことが示されているんだ[3]．ものすごい患者数だと思わないかい？

研修医：そうですね…理系なので，数字で出されるとぐうの音も出ません．

指導医：では，「なんで高血圧になるとよくないの？」と患者さんに急に聞かれたらスラスラと答えられるかな？

研修医：えーと，高血圧によって全身の血管に負担がかかると，血管が固くなる動脈硬化が進行

し，脳梗塞，心筋梗塞など致死的な病気のリスクが上がることが知られているから．こんなところですかね？

指導医：その通りだね．血圧が高くなれば高くなるほど，心血管疾患の発症率が上昇することは世界各国の疫学データから示されている．なんと高血圧により毎年900万人が世界中で亡くなっていることが示されているんだ[4]．

研修医：先生，今日はいつになくすごく広い視点で物事をとらえていますね？

指導医：そこなんだよ！ 今回のガイドラインの改訂は先生や私などの一個人を高血圧と診断してなんとなく嫌な気分にさせるのが目的ではなく，多くの人の命を救うため，そして医療費を削減するために行われたんだ．すでに米国の国民健康栄養調査のデータを解析した研究結果では，ガイドラインの改訂によって米国成人の高血圧有病率は31.9％〔95％信頼区間(CI)：30.1〜33.7％〕から45.6％（95％CI：43.6〜47.6％）へと上昇することが示されているんだ[5]．

研修医：ここで1つ気になったのですが，今までにもいろいろな疫学データから，血圧が低ければ低いほど心血管リスクが下がることは示されていたと思うのですが，一体なんでこのタイミングで定義が改訂されたのでしょうか？

指導医：なかなか乙な質問をするようになってきたな．それはここ数年間に発表された研究結果から，厳格な降圧によるメリットが証明されたからだ．礎石となるSPRINT試験[6]は50歳以上の非糖尿病患者で心血管リスク因子をもつ高血圧患者を対象としてランダムに厳格降圧群（目標収縮期血圧120 mmHg以下）と標準降圧群（140 mmHg以下）に割り付け，心血管疾患の発生率を比べたも

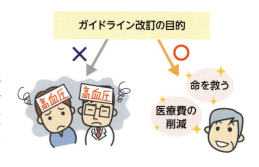

のだ．結果は図1に示す通りで厳格降圧群は標準降圧群にくらべ有意にリスクが低かった〔243例（1.65％／年）vs 319例（2.19％／年）：ハザード比0.75；95％CI 0.64〜0.89，p＜0.001；NNT＝61〕．

あとランダム化比較試験のメタアナリシスでは患者さんの収縮期血圧を130 mmHg以下に下げることにより心血管リスクが減ることが示され，これは患者さんの併存疾患や治療開始前の血圧を加味しても同様の結果だったんだ[7]．

研修医：なるほど．

降圧薬の前に生活習慣の改善を

研修医：先ほど先生は医療費の削減にもつながると言いましたが，全ての患者さんに降圧薬を処方したら，その分医療費がかさむような気がするのですが？

指導医：いい質問だね．今回のガイドラインは130/80 mmHg以上ならすぐに降圧薬を処方しなさいと言っているわけではない．過体重や肥満があれば運動と減量，減塩や節酒など食生活の改善（カリウム，カルシウム，マグネシウム，タンパク質，食物繊維を多く摂取）を指導することが強調されている（表）．

そのうえで高血圧が改善されない場合，心血管疾患の既往があるか，10年間における動脈硬化性心血管疾患リスクが10％以上と判定された場合に，**生活習慣の改善に加えて薬物治療**

を併用することとされているんだ．

　前述の米国の国民健康栄養調査のデータを解析した研究結果では，新規ガイドラインに則ると，降圧薬療法推奨の対象にならない高血圧患者のうち9.4％にこうした非薬物学的介入（運動や食生活改善）が推奨されるようになり，降圧薬療法推奨率は34.3％（95％CI：32.5～36.2％）から36.2％（95％CI：34.2～38.2％）へとわずかな上昇（420万人の増加）に留

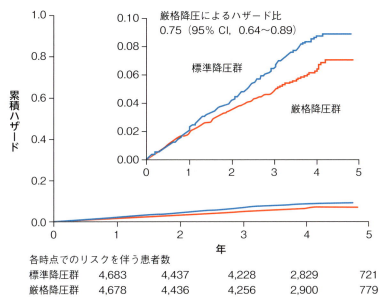

図1● 厳格降圧群で累積ハザードが有意に減少
文献6より引用．

表● ガイドライン推奨の生活習慣指導

非薬物学的介入	用量
体重/体脂肪の減量	体重1kgの減量ごとに1mmHgの血圧低下が予想される
健康的な食生活：DASH食	果物，野菜，全粒穀物（全粒粉，玄米など），低脂肪製品を多く摂取し，飽和脂肪酸および脂肪の摂取率を減らす
Na摂取を減らす：減塩	1日の摂取量を少なくとも1g減らす（究極の目標は1日の摂取量を1.5g以下にする）
Kを多く含む食品を摂取	1日の摂取量3.5～5gを目標とする
有酸素運動	・90～150分/週 ・心拍予備能（heart rate reserve）65～75％を目標
節酒*	男性2杯/日以下，女性1杯/日以下

DASH：dietary approaches to stop hypertension
＊米国ではアルコール類1杯に約14gのエタノールが含まれているとされている．
　（例：ビール350mL，ワイン150mL，蒸留酒45mL）
文献1より改変して転載．

まると推定されているんだ（図2）．つまり，この研究からは心血管疾患のリスクが高い人に薬物治療を行い，心血管疾患リスクが高くない人には非薬物学的介入を行うことでさらなる薬物治療を回避できる可能性があることが示唆されているわけだ．

研修医：そうなんですね．日本の現行のガイドライン[8]だと降圧目標は140/90 mmHg未満，高齢者に対しての降圧目標は150/90 mmHg未満（忍容性があれば140/90 mmHg未満）ですけど，日本人に対してもやはり米国のガイドラインに従ってより厳格に降圧するべきなのでしょうか？

指導医：とても難しい質問だな．さっきも言った通り，血圧が高くなれば高くなるほど心血管疾患のリスクが上がることは日本人でも示されているが，厳格な介入によって心血管疾患のリスクが下がるかどうかは明らかになっていないんだ．また，心血管疾患のリスクも人種により大きく異なることも知られている．前述のSPRINT試験発表後に改訂された「高齢者高血圧診療ガイドライン2017」では[9]，SPRINT試験で採用された血圧測定方法（automated office blood pressure：AOBP）が日本では一般的ではないこと，厳格降圧群で低血圧，失神，電解質異常，腎機能障害などの有害事象が多かったことから，一般的に忍容性が低い高齢者に対しての降圧目標は現行の高血圧ガイドライン通りとなっているんだ．

研修医：なるほど．ところでAOBPってなんですか？

指導医：実は私も知らなかったから調べたんだ．① 施設内の1室で患者を1人きりの状況にし，② 電子血圧計で自動的に血圧値を測定し，③ 3回以上測定しその平均値を用いる方法らしい．AOBPの方が従来の診察室血圧に比べて値は低くなるみたいだが[10]，その詳細はわかっておらず，AOBPと通常の診察室血圧，家庭血圧がどのように異なるのかを調べるSPRINT試験の検証試験，通称SPRINT-Jが日本高血圧学会によって行われているんだ．また日本の高血圧ガイドラインは2019年に改訂される予定なので，今後も目が離せないな．

　まぁ，とやかく言わず，降圧薬に頼らなくてすむように一緒に生活習慣の改善からはじめようじゃないか！

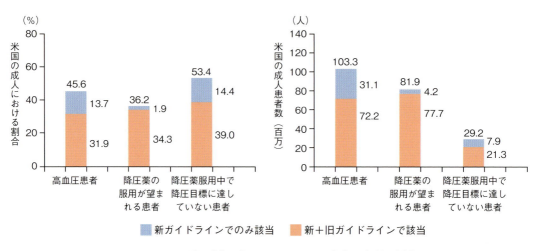

図2　米国新旧ガイドラインによる高血圧患者の割合
文献5より引用．

研修医：もう当直明けのラーメン＋半チャーハンは禁止ですね．

指導医：そうだね，味濃いめ，油増しも禁止だな．まずは回診のときにエレベーターを使わなくするところからはじめていこうじゃないか．

研修医：はい，がんばります！

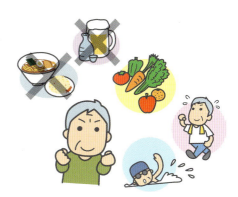

文献

1) Whelton PK, et al：2017 ACC/AHA/AAPA/ABC/ACPM/AGS/APhA/ASH/ASPC/NMA/PCNA Guideline for the Prevention, Detection, Evaluation, and Management of High Blood Pressure in Adults：A Report of the American College of Cardiology/American Heart Association Task Force on Clinical Practice Guidelines. J Am Coll Cardiol, 71：2199-2269, 2017

2) Miura K, et al：Epidemiology of Hypertension in Japan：where are we now? Circ J, 77：2226-2231, 2013

3) Rapsomaniki E, et al：Blood pressure and incidence of twelve cardiovascular diseases：lifetime risks, healthy life-years lost, and age-specific associations in 1·25 million people. Lancet, 383：1899-1911, 2014

4) Poulter NR, et al：Hypertension. Lancet, 386：801-812, 2015

5) Muntner P, et al：Potential US Population Impact of the 2017 ACC/AHA High Blood Pressure Guideline. Circulation, 137：109-118, 2018

6) Wright JT Jr, et al：A Randomized Trial of Intensive versus Standard Blood-Pressure Control. N Engl J Med, 373：2103-2116, 2015

7) Ettehad D, et al：Blood pressure lowering for prevention of cardiovascular disease and death：a systematic review and meta-analysis. Lancet, 387：957-967, 2016

8)「高血圧治療ガイドライン2014」（日本高血圧学会高血圧治療ガイドライン作成委員会/編），ライフサイエンス出版，2014

9) 日本老年医学会：高齢者高血圧診療ガイドライン2017. 日本老年医学会雑誌, 54：1-63, 2017

10) Myers MG, et al：Automated office blood pressure measurement in primary care. Can Fam Physician, 60：127-132, 2014

池村修寛（Nobuhiro Ikemura）

慶應義塾大学医学部 循環器内科
ガイドラインが改訂されたことにより，私自身も高血圧と診断されてしまいました．変えなければならないとわかっているのに変えられない生活習慣，言い訳は止めて，そろそろ決着をつけなければならないなと改めて思いました．活動量計を導入して，自分の身体活動を計測するところからはじめたいと思います．

Book Information

麻酔科研修チェックノート 改訂第6版
書き込み式で研修到達目標が確実に身につく！

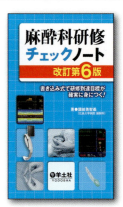

著／讃岐美智義

☐ 定価（本体 3,400円＋税）　☐ B6変型判　☐ 455頁　☐ ISBN978-4-7581-0575-0

- 麻酔科医に必須の知識と手技・コツを簡潔に整理．図表も豊富に掲載
- 重要ポイントを確認できるチェックシート付き．しかも，ポケットサイズ！
- 発行依頼，クチコミで絶大な支持を得ている好評書の最新版

「麻酔科研修に必須」と選ばれ続ける超ロングセラーを改訂！

薬局ですぐに役立つ 薬の比較と使い分け100

著／児島悠史

☐ 定価（本体 3,800円＋税）　☐ B5判　☐ 423頁　☐ ISBN978-4-7581-0939-0

- 類似薬の違いについて，約730点の参考文献を明記して解説！
- 個々の薬の特徴やよく似た薬の違いがわかる！
- 患者に応じた薬の使い分けがわかり，服薬指導にも自信がつく！

薬剤師のほか，研修医，その他医療スタッフにもおすすめ！

病態で考える 薬学的フィジカルアセスメント
41の主訴と症候から行うべきアセスメントがわかる

新刊

著／鈴木 孝

☐ 定価（本体 3,800円＋税）　☐ B5判　☐ 294頁　☐ ISBN978-4-7581-0940-6

- 41に及ぶ主訴・症候ごとに，考えられる原因疾患を病態をふまえて解説！
- 病態把握のために必要なアセスメントと方法，評価を根拠から解説！
- よりよい薬物治療，薬学的管理にすぐに活かせる！

症状に応じた適切なフィジカルアセスメントで，病態把握に役立つ！

発行　 羊土社 YODOSHA　〒101-0052　東京都千代田区神田小川町2-5-1　TEL 03(5282)1211　FAX 03(5282)1212
E-mail：eigyo@yodosha.co.jp
URL：www.yodosha.co.jp/

ご注文は最寄りの書店，または小社営業部まで

シリーズ
よく使う日常治療薬の正しい使い方

局所麻酔薬の正しい使い方

菅野敬之（東邦大学医療センター佐倉病院 麻酔科）

◆薬の使い方のポイント・注意点◆
- 局所麻酔薬は神経の興奮を阻害することで痛覚の伝導路を遮断する薬剤である
- 作用させる部位が中枢神経に近くなるほど少量の局所麻酔薬で広い無痛域を得ることができるが，難易度も合併症の程度も高くなる
- 過量投与や血管内誤注入で局所麻酔中毒が起こる．極量・症状・対処法を把握してから局所麻酔に臨もう

1. 作用機序[1]

麻酔は，痛みを感知する臓器である脳を抑制する**全身麻酔**と，痛覚の伝導を遮断し痛みを感じさせなくする**広義の局所麻酔**とに分けられる（図1）．全身麻酔は脳の機能が広範に抑制されることで呼吸抑制が起こるため，気道確保・人工呼吸管理が必要となる．一方，**局所麻酔は意識と呼吸が温存されること**が利点である．

局所麻酔薬は神経の興奮を阻害することで痛覚の伝導路を遮断する薬剤である．神経細胞が刺激され膜電位が上昇し発火閾値に達すると，細胞膜の電位依存性Na^+チャネルが開口しNa^+が細胞内に流入するため膜電位が－から＋へと脱分極し活動電位が発生する．この活動電位が軸索に沿って次々と伝播することで神経刺激が伝達される．**局所麻酔薬はこのNa^+チャネル開口を阻害することで活動電位の発生と伝播を阻害する**（図2）．

局所麻酔薬はおのおのの解離定数（pKa）に従って非イオン型（塩基型，B）と陽イオン型（BH$^+$）の平衡状態をつくっている．Na^+チャネルに作用するためには脂質二重膜である細胞膜を通過し細胞内に入る必要があるため，生体のpH下で脂溶性の高い＝細胞膜を通過しやすい塩基型が多い局所麻酔薬は作用発現が早い．このため，炎症により生体のpHが

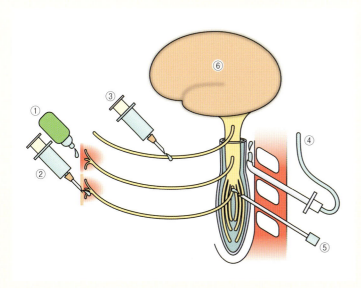

図1　麻酔の分類
① 表面麻酔：粘膜に局所麻酔薬を塗布・噴霧することで侵害受容器を遮断する
② 局所浸潤麻酔：皮膚に局所麻酔薬を注入することで侵害受容器を遮断する
③ 伝達麻酔：比較的太い神経周囲に局所麻酔薬を注入することで，その神経の支配領域の侵害刺激を遮断する
④ 硬膜外麻酔：硬膜外腔に局所麻酔薬を直接あるいはカテーテル経由で注入することにより，近傍の神経根に局所麻酔薬が浸潤し，その神経根の支配領域が分節性に遮断される
⑤ 脊髄くも膜下麻酔：くも膜下腔に局所麻酔薬を注入することで，液体である脳脊髄液の中を液体である局所麻酔薬が広く拡散し，少量の薬剤で広範な無痛領域を得ることができる
⑥ 全身麻酔：①～⑤までの広義の局所麻酔が疼痛刺激の伝導を遮断することで無痛を得るのに対し，全身麻酔は脳全体の機能を抑制することで痛みを認識できなくさせる

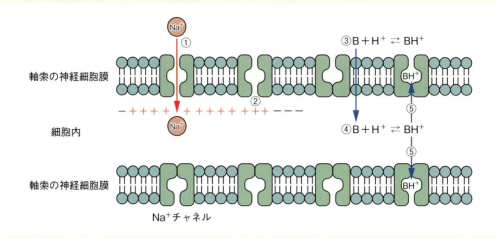

図2　神経の興奮と局所麻酔薬の作用機序
B：非イオン型（塩基型）局所麻酔薬，BH$^+$：陽イオン型局所麻酔薬，Na$^+$：ナトリウムイオン，＋および－：膜電位

① 刺激により膜電位が上昇すると，細胞膜のNa$^+$チャネルが開口しNa$^+$が細胞内に流入する
② 膜電位の上昇により隣接するNa$^+$チャネルが開口し，Na$^+$の流入による興奮が次々に伝播していく
③ 神経周囲に投与された局所麻酔薬は周囲のpHに応じた非イオン型（塩基型，B）と陽イオン型（BH$^+$）の平衡状態となり，脂溶性の高い＝細胞膜を通過しやすい塩基型（B）のみが細胞膜を通過する
④ 神経細胞膜を通過し細胞内に到達した塩基型局所麻酔薬（B）は，細胞内のpHに応じた塩基型（B）と陽イオン型（BH$^+$）の平衡状態となる
⑤ 細胞内の陽イオン型局所麻酔薬（BH$^+$）がNa$^+$チャネルに結合し開口を遮断する．最終的にNa$^+$チャネル開口を阻害できるのは，細胞内の陽イオン型局所麻酔薬（BH$^+$）のみであるが，この場所に局所麻酔薬が移動するためには，細胞外で塩基型（B）として存在することが必要なことに留意せよ

低い場合は作用発現が遅くなる．また，作用発現時間を早める目的で局所麻酔薬に炭酸水素ナトリウム（メイロン®）を混じてアルカリ化させることもある．

　局所麻酔薬は脂溶性が高いほど細胞膜内に長く存在するため長く効く．またNa$^+$チャネルがタンパクであるためタンパク結合力が高いほど長く効く．ただし，組織血流量が多いと局所麻酔薬のもち去りが多くなるため効果消失は速くなる．

2．薬の種類[1]

1）化学構造による違い

　大部分の局所麻酔薬は，芳香族のベンゼン環と第三級アミンとが中間鎖で結合した化学構造をもつ．中間鎖がエステル結合の場合**エステル型**，アミド結合の場合**アミド型**とよぶ．

　エステル型は代謝産物のパラアミノ安息香酸によるアレルギー反応が生じることがある．アミド型のアレルギー反応はまれとされる（「5.局所麻酔アレルギー」を参照）が，アミド型であってもバイアル製剤には保存薬としてパラアミノ安息香酸と構造式が似ているメチルパラベンが含まれているため，**エステル型局所麻酔薬にアレルギーがある患者ではアミド型局所麻酔薬のバイアル製剤でもアレルギーを発症する恐れがある**．現在頻用されている局所麻酔薬はアミド型がほとんどである（**表**）．

2）作用時間による違い

　局所麻酔薬は作用時間で使い分ける（**表**）．作用時間が比較的短いリドカイン（キシロカイン®）・メピバカイン（カルボカイン®）は作用発現もすみやかなため，短時間で終了する手技の局所浸潤麻酔に向いている．作用時間が長いレボブピバカイン（ポプスカイン®）やロピバカイン（アナペイン®）は長時間手術の神経ブロックに向いている一方，作用発現が5〜10分と遅い．

3）アドレナリン添加の有無

　リドカインにはアドレナリン（エピネフリン）を

シリーズ よく使う日常治療薬の正しい使い方

表　代表的なアミド型局所麻酔薬の名称・使用濃度・極量・作用時間

一般名（商品名）	使用濃度	添付文章上の極量	作用時間	メモ
リドカイン（キシロカイン®）	0.5～1％（局所浸潤麻酔の場合）	200 mg（1％で20 mL）	30～60分（局所浸潤麻酔の場合）	バイアル製剤はメチルパラベンを含むため，エステル型にアレルギーがある患者には使用しないこと
エピネフリン入りリドカイン（キシロカイン®エピレナミン含有）	0.5～1％（局所浸潤麻酔の場合）	500 mg（1％で50 mL）	120分（局所浸潤麻酔の場合）	アドレナリンの血管収縮作用により吸収が遅延するため，作用時間が長くなる
メピバカイン（カルボカイン®）	0.5～1％（局所浸潤麻酔の場合）	500 mg（1％で50 mL）	45～90分（局所浸潤麻酔の場合）	力価はリドカインと同等．添付文章上の極量はリドカインより多いが，過大評価とする者もいる
レボブピバカイン（ポプスカイン®）	0.25～0.5％（神経ブロックの場合）	150 mg（0.25％で60 mL）	360～720分（神経ブロックの場合）	ブピバカインの光学異性体のうち，心毒性の低い左旋性（levorotatory）分子のみからなる
ロピバカイン（アナペイン®）	0.2～0.5％（神経ブロックの場合）	300 mg（0.75％で40 mL，伝達麻酔の場合）	360～720分（神経ブロックの場合）	滅菌されており，神経ブロック時に便利に使用できる

使用濃度，作用時間は文献2より．

添加した製剤もあり，「E入り」などと通称される．アドレナリンによる血管収縮作用のため，出血が少なくなり手術がしやすくなることと，吸収が緩慢になり局所麻酔中毒になりにくいこと・作用時間が長くなることが利点である．一方，アドレナリンによる有害事象（動悸，血圧上昇，不整脈等）が起こること，止血操作が不正確となり術後血腫の可能性があることを考慮すべきである．また，**指趾・耳介・陰茎では壊死の恐れがあるため禁忌**である．

4）剤形による違い

リドカイン製剤は，注射薬以外にゼリー・外用液・スプレー・パッチ・静注用製剤等，さまざまな剤形が製品化されている．

米国ではリポソームなどに含有することで72時間もの超長時間にわたり作用する製剤も発売されている．

3．薬の選び方・使い方
1）どの局所麻酔法にも共通なこと

❶ 意識を失っても大丈夫な体位ではじめる

穿刺の痛みによる血管迷走神経反射はよく起こる．採血と同様に，**意識を失っても倒れて怪我をしないような体位（仰臥位・ビーチチェア位など）ではじめる必要がある**．

❷ 効くまで待つ

局所麻酔薬の効果は，塩基型が神経周膜と神経細胞膜を乗り越え，神経細胞内でH^+と結合し陽イオン型となりNa^+チャネルと結合してはじめて発現する．このため，**十分な効果発現まで局所浸潤麻酔の場合最低でも1分，伝達麻酔の場合は時として10分以上かかる**．投与してすぐに手技を開始すると患者は痛みを訴え，待てば効くのに不必要な局所麻酔薬追加をすることになる．

❸「触っている感じは残ります」

痛みを伝える神経（Aδ線維・C線維）と異なり，触覚を伝える神経（Aβ線維）は局所麻酔薬で遮断されにくい．つまり，**痛覚が遮断できていても触覚が残存することはよくある**．これを事前によく説明しておかないと，触覚を痛覚と勘違いされて「痛い」と訴えられてしまう．

❹「痛かったら薬を追加します」

極量内であれば局所麻酔薬の追加投与は可能である．痛みを我慢させると，体位保持の協力が得られないばかりか，後日クレームで問題となる．お互いにとって快適な手技を行うため，「**痛くないですか？痛かったら薬を追加しますからね**」と常に声かけを行う．

2）粘膜の麻酔

角膜にはキシロカイン®点眼液4％を1〜5滴点眼する.

尿道には男性の場合キシロカイン®ゼリー10〜20mLを注射筒で尿道口から注入し，ペニスクレンメで10分間閉塞する.

上部消化管内視鏡検査時の咽頭局所麻酔には，キシロカイン®ビスカスを添付の匙で1〜3杯口に含ませる（一気に嚥下せず徐々に飲み込ませる），あるいはキシロカイン®ポンプスプレーを噴霧する（25回以上の噴霧＝リドカインとして200 mg以上の投与は避ける）．キシロカイン®ポンプスプレーにはエタノールが含まれているため，エタノール過敏症患者への使用は避ける.

鼻腔にはキシロカイン®液4％100 mLあたりアドレナリン（ボスミン®注）0.5 mgを混じた液体にガーゼを浸し，軽く絞って詰め10分待つことを2回くり返す.

3）穿刺を伴わない皮膚の麻酔

静脈留置針穿刺時やレーザー照射療法時にリドカイン貼付製剤（ペンレス®テープ），あるいはリドカイン・プロピトカイン合剤（エムラ®パッチ，エムラ®クリーム）が使用可能だが，いずれも1時間は貼付・塗布する必要があり，完全な除痛ができないこともある.

4）局所浸潤麻酔

皮膚に注射針を穿刺し局所麻酔を浸潤させる方法．痛覚神経の自由神経終末は真皮表層に最も多く分布しているので，この層に局所麻酔薬を投与すると効果的である．このため，局所麻酔薬は虫刺されをつくるようなイメージで皮内から表皮の深さに投与する．ゆっくり注入すると痛みが少ない.

5）伝達麻酔

比較的太い神経を遮断し，その神経の支配領域の無痛を得る方法．長時間手術の場合は長時間作用性局所麻酔薬が適しているが，それらは作用発現も遅い．比較的短時間で終了する手技ならば，作用発現のすみやかなリドカイン・メピバカインがよい.

6）脊髄くも膜下麻酔

くも膜下腔に局所麻酔薬を注入し，主として神経根を遮断することで広い無痛域を得る方法．局所麻酔薬による神経傷害（馬尾症候群）の恐れがあるため，くも膜下腔に投与できる局所麻酔薬には制限がある．現在ではブピバカイン製剤（マーカイン®注脊麻用0.5％高比重あるいは等比重）が頻用されている.

4. 局所麻酔中毒の症状と対処法

局所麻酔の過量投与あるいは血管内誤注入により局所麻酔中毒を発症する．症状は血中濃度上昇に伴い，中枢神経系中毒症状として口・舌のしびれ，耳鳴・めまいからはじまり，不穏・興奮を経て全身痙攣・意識消失・呼吸停止へと進展し，その後心毒性による蘇生困難な循環虚脱に至る．血管内誤投与の場合は一気に血中濃度が上昇するため，いきなり痙攣・意識消失・呼吸停止で発症することもある[3].

中枢神経症状に対してはミダゾラム（ドルミカム®）静注（不穏に対しては1 mgずつ，痙攣に対しては10 mg）を，呼吸抑制に対しては気道確保と人工呼吸管理を，循環抑制に対しては胸骨圧迫を継続しながら20％脂肪乳剤（イントラリポス®）を1.5 mL/kgボーラス静注（体重70 kgで約100 mL）→0.25 mL/kg/分で持続静注（体重70 kg・30分間で約500 mL）する．それでも循環虚脱が持続する場合ボーラス静注を2回まで行い，低血圧が持続するなら投与速度を2倍に，最初の30分で10 mL/kgを上限に投与する[4].

まずは極量を超えないこと（表），血管内に誤投与しないことを心懸ける.

5. 局所麻酔アレルギー

フランスで1997〜2004年の間に麻酔中にIgEを介する急性反応を起こした症例は2,516例で，そのうち局所麻酔薬によるものは6例であった．同期間の全麻酔症例数（23,838,000例）で単純に除すると，局所麻酔薬による急性反応は400万例に1例となる[5]．ここにはIgEを介さない急性反応や非免疫学的反応は含まれていないが，それでも局所麻酔薬アレルギーの確率はきわめて低いといえる.

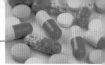

シリーズ
よく使う日常治療薬の正しい使い方

「局所麻酔アレルギーです」という患者は少なくないが，その多くは局所麻酔薬注射時の血管迷走神経反射・添加されたアドレナリンによる症状・過換気症候群・局所麻酔中毒である．本物のアナフィラキシーの場合，酸素投与以外に大量の輸液やアドレナリンの投与が必要となる．この点を念頭におき，詳細な病歴聴取により慎重に鑑別したい．

引用文献

1) 林田眞和：局所麻酔薬の薬理．「小外科手術のための局所麻酔」（花岡一雄/編），pp1-21，克誠堂出版，2014
2) Berde CB & Strichartz GR：Local Anesthetics.「Miller's Anesthesia, 7th Ed」(Miller RD, et al, eds), pp913-939, Churchill Livingstone, 2010
3) 古谷健太，馬場 洋：局所麻酔薬中毒．「小外科手術のための局所麻酔」（花岡一雄/編），pp141-160，克誠堂出版，2014
4) 福本真理子：脂肪乳剤の理論と適応．「特集 中毒」，Intensivist, 9：618-625, 2017
5) Mertes PM, et al：Anaphylaxis during anesthesia in France：An 8-year national survey. J Allergy Clin Immunol, 128：366-373, 2011

【著者プロフィール】
菅野敬之（Takayuki Sugano）
東邦大学医療センター佐倉病院 麻酔科
専門：麻酔科学

循環器セミナー実況中継

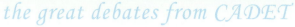

結果のみでなく，その方法にも目を向けよ！

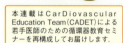

本連載はCarDiovascular Education Team（CADET）による若手医師のための循環器教育セミナーを再構成してお届けします．

監修／西原崇創　編著／西原崇創，永井利幸，水野 篤，田中寿一，山根崇史，香坂 俊

第8回　循環器関連薬剤⑧ できること？ できないこと？ 抗不整脈薬：後編

前回（2018年7月号掲載）の抗不整脈薬：前編では不整脈治療の歴史を振り返りながら，抗不整脈薬の意義を考えました．実際の論文を読み解くときに，得られた結果が重要なのは当然です．ただそれと同じか，もしくはそれ以上に重要なのは，どのような介入が行われたのかということです．例えば，洞調律を維持することは誰が聞いてもよいことだと思うはずです．心房細動と洞調律を比べて心房細動でよいという人はそう多くないと思います．しかし，薬物にしてもアブレーション治療にしても，どのような介入方法で洞調律を維持しようと試みるかが問題なのです．また，それぞれの介入方法にある固有の問題について十分に検討することが重要なのだと思います．今回の後編では，近年心房細動診療に最も強い影響を与えたAFFIRM試験[1]と心肺停止例について行われたROC試験[2]をもとに抗不整脈薬の意義について考えてみたいと思います．

1　心房細動の治療におけるリズムコントロールとレートコントロールの意義

西原　AFFIRM試験（図）は心房細動の治療におけるリズムコントロールとレートコントロールを予後の観点から比較した試験です．結果的には両群間で予後に差はありませんでした．これにはプロトコール上，各群間でクロスオーバーが可能であったことなど，試験デザインの問題が大きいのではとも指摘されました．ただ言い方を変えるとその大ざっぱさは実臨床に即しているともいえます．実際に患者をみているときには，はじめにリズムコントロールをしてから，その後レートコントロールに変更するといったことはいくらでも行われていると思います．このような重要な臨床試験を読み解くときには，結論ありきといった読み方ではなく，介入方法などをよく吟味し，実臨床と照らし合わせる姿勢が大切かなと思っています．

香坂　今回のテーマを考えたのは私なのですが，これまで西原先生が発表してくれたようなことを日常的に感じていて，それが正しいのかどうかを皆さんに聞いてみたかったのです．抗不整

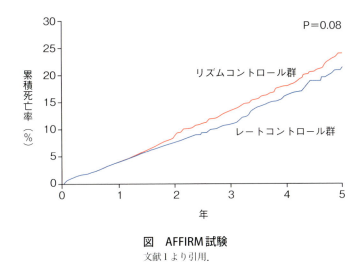

図　AFFIRM試験
文献1より引用.

脈薬は例えてみるなら，一般外科に対する形成外科のようなものではないかと思っています．要するに，もしかしたらなくても命にはかかわらないかもしれないけれども，場合によってはその人にとって重要な部分を治すことができるんじゃないかと思うんです．実は循環器関連の薬剤で明らかに予後を改善しうるものは6個しかありません．ACE阻害薬，ARBとβ遮断薬とスピロノラクトンでしょう．あとはスタチンとアスピリンですね．もしかしたら今後，アンジオテンシン受容体ネプリライシン阻害薬が入ってくるかもしれません．さらに，もう1個入れていいんだったら，抗凝固薬かなと思います．逆にそのくらいしかないわけですが，その6個か7個ほどを使っていれば循環器内科の仕事は終わりかというと，決してそうではないですよね．

　例えば，いったん不整脈を認めると動悸などの症状でQOLが明らかに低下する，そんな場合に抗不整脈薬は重要な役割を果たすことができると思うんです．もう1つは，1990年代は抗不整脈薬が新薬として注目されていた時期でした．ただそれも今ではパテントが切れてしまっていて，製薬メーカーさんも興味を失っていますから全然プロモーションをかけないんです．そういった社会的な問題がどの程度影響しているのかも私が知りたい部分でした．

参加者A　そうかもしれません．改めて言われてみると，新薬については一生懸命にプロモーションをかけてくることはあっても，古き良き薬剤やパテントの切れた薬剤については新しいエビデンスが出ても伝えてくれることはないですよね．

西　原　抗不整脈薬は隙間を埋めてくれるような薬剤なので，症状コントロールや抗不整脈薬でなければいけないような場面では使うかなと思います．現在は，心房細動だったら抗不整脈薬は必須であるとか，心機能が低下しているから何となくアミオダロンを使うといった曖昧な知識に頼っていた時代とは違います．予後改善のために行うべきことと，QOLを改善するために行うべきことをしっかり分けるべきだと思います．

　では，心房細動はここまでにして他の臨床試験について議論したいと思います．何かご興味ある試験はありますか？

香　坂　ROC試験は衝撃的な結果だったので，ぜひ説明をお願いします．

2 院外心肺停止例における抗不整脈薬の意義

西原 ROC試験は非外傷性院外心肺停止で電気ショック抵抗性致死的不整脈例を対象に二重盲検化を行い、アミオダロン、リドカイン、プラセボの各群に分け生存退院やその後の神経学的予後について3,026人を対象に検討されました。結論から言いますと、プラセボに対して、アミオダロンであってもリドカインであっても良好な転機を得ることができませんでした。ROC試験はなかなか興味深いですし、解釈が難しい部分もあると思います。これまでの報告を加味すれば、アミオダロンが多少はよい結果を示すのではないかと考えるのが普通だと思います。ただ、少し考えれば推測できることですが、救急の場面では患者背景が十分に精査されない状況で治療が行われます。ですので、治療に対する反応も個々に差が出るのは当然で、それを平均すればあまり差がないことも想像できると思います。対象患者を選べば違うかもしれませんが、それはできませんしね。

他の先生方はどう思われますか？

香坂 これはとてもすごい臨床研究ですよね。今まで数百人規模で検証されてきたアミオダロン、リドカインなどの研究を、非常に大きな規模で検証しています。それもアウトカムが生存率ですから非常に説得力があるように思います。

西原 確かにそうですね。このような研究は日本では絶対できないなと思います。

香坂 今までの小さな規模の研究では差がつきませんでしたが、もっと規模を大きくすれば結果も変わるかもしれないし、より明確な差が得られるだろうと思って検証されてきたわけです。ただ結局、結果をみてみたら全く差がなかった。私なりにここで思うのはやはり心肺停止例を救うというのは薬剤選択で劇的に変わるほど容易なものではないということです。アミオダロンだから解決するというようなものではないと思います。

ただし、アミオダロンに伴う有害事象がないのであればとりあえず使ってもよいのではないかと、おそらくその程度のことかなと思っています。高価な薬剤でもありませんし、一過性の低血圧や徐脈も改善しうる副作用ですから、うまく使い分ければそれでよいと思います。今後もしかすると、アミオダロンのガイドライン[3] での位置づけはやや低くなるかもしれません。

永井 院外心肺停止例を対象にした研究はとても難しいです。アドレナリンを対象にした研究もあったように記憶しますが、なかなかよい結果が得られないというのが実情だと思います。ですので、蘇生術についてもその手順には明確な根拠がないことがほとんどでしょう。

香坂 今回のROC試験はデンマークという国だからできた研究だと思います。院外心肺停止例に同意書なんてとれませんし、ましてや盲検化するなんて簡単にできることではありませんよね。

西原 今のところはアミオダロンを使ってはいけないということではありませんし、蘇生術はガイドラインに準じて行うということが大切ですよね。

永井 そうですね。そのとおりだと思います。

香坂 ガイドラインは定期的に改定されます。次の2020年では内容の手直しがあることが予想されます。そのあたりにもぜひ注目してほしいですね。

まとめ：抗不整脈薬の意義を考え，その限界を知ろう！

- 心房細動における抗不整脈薬はQOLを向上させる意義があることを忘れるな
- アミオダロンが常にナンバーワンではないことを忘れるな

引用文献

1) Wyse DG, et al：A comparison of rate control and rhythm control in patients with atrial fibrillation. N Engl J Med, 347：1825-1833, 2002
2) Kudenchuk PJ, et al：Amiodarone, Lidocaine, or Placebo in Out-of-Hospital Cardiac Arrest. N Engl J Med, 374：1711-1722, 2016
3) Neumar RW, et al：Part 1：Executive Summary：2015 American Heart Association Guidelines Update for Cardiopulmonary Resuscitation and Emergency Cardiovascular Care. Circulation, 132：S315-S367, 2015

Profile

西原崇創（Shuzo Nishihara）
東京医科大学八王子医療センター 循環器内科

水野 篤（Atsushi Mizuno）
聖路加国際病院 循環器内科

山根崇史（Takafumi Yamane）
神戸市立医療センター中央市民病院
循環器内科

永井利幸（Toshiyuki Nagai）
北海道大学大学院 医学研究院
循環病態内科学

田中寿一（Toshikazu Tanaka）
東京慈恵会医科大学 循環器内科

香坂 俊（Shun Kohsaka）
慶應義塾大学病院 循環器内科

呼吸器疾患へのアプローチ
臨床力 × 画像診断力が身につく！

執筆：藤田次郎　監修：宮城征四郎

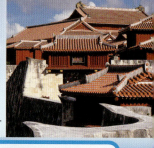
首里城（「楽園」三好和義氏撮影）
屋根瓦を意識して

第2回　画像パターンを読み取ろう！② photographic negative of pulmonary edema

はじめに

本連載では，沖縄県臨床呼吸器同好会の症例検討会から研修医の皆さんに共有したい症例をとりあげ，呼吸器疾患へのアプローチ法と診断の際のポイントを解説していきます．症例検討時の考察に加えて，画像診断のポイントと文献学的考察も解説します．第2回の症例は，前回同様，画像パターンを読み取ることが診断に有用であった症例です．

症例検討

【患者】40歳代前半女性，身長158.2 cm，体重51.8 kg，BMI 20.7
【主訴】微熱，空咳が続く
【現病歴】
　約1カ月前（5月上旬）から微熱と咳が持続．6月1日ころ近医でクラリスロマイシン（クラリス®），ブデソニド・ホルモテロールフマル酸塩（シムビコート®），シタフロキサシン（グレースビット®），ロキソプロフェンナトリウム（ロキソニン®）の処方を受けたが，改善がなかった．
　6月8日に当科を初診．その際に体動時や会話時に息切れを自覚していた．
【生活歴】
　職業：喫茶店のウエイトレス（33〜40歳），現在は専業主婦
　住宅：鉄筋コンクリートで，カビは目立たない
　出生地：沖縄県
　飲酒歴：飲まない
　喫煙歴：全くなし
　アレルギー：アスピリンで皮疹，エビ・牡蠣で皮疹，アレルギー性鼻炎，なお発症前にエアコンの掃除をしたことを気にしていた
【既往歴】
　下垂体腫瘍（非ホルモン産生下垂体腺腫疑い）で脳神経外科にて1年に1回の経過観察中．MRIでは副鼻腔炎の指摘もある．アレルギー性鼻炎．切迫早産で入院歴あり．

【薬剤歴】
　約半年前から；肝斑のため皮膚科からトラネキサム酸，ビタミン剤をもらっている．

【家族歴】
　母が乳がん．

【入院時現症】
　バイタルサイン：血圧 133/83 mmHg，脈拍 106/分，体温 37.1℃，SpO₂ 99％（室内気）
　全身状態：意識清明
　頭部：眼瞼結膜貧血（－），眼球結膜黄疸（－）
　頸部：甲状腺腫大（－），頸静脈怒張（－），リンパ節腫張（－），皮下気腫なし
　口腔：口腔内乾燥（－），咽頭発赤（－），扁桃腫大（－）
　胸・背部：ラ音なし
　心音：整，雑音なし
　腹部：平坦，軟，腸蠕動音の亢進減弱なし
　　圧痛（－），肝脾腫（－），両鼠径リンパ節腫脹（－）
　四肢：clubbing（－），浮腫（－）

初診時の胸部単純X線写真（図1），および初診時の検査成績（表1）を示す．

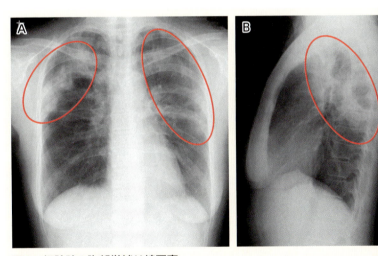

図1　初診時の胸部単純X線写真
胸部単純X線正面写真（A）にて，両側上肺野に浸潤影を呈する（○）．側面写真（B）でも，下肺野と比して上肺野優位の分布を示している（○）．

【本稿出典】第305回　沖縄県臨床呼吸器同好会　症例検討会より
症例呈示：沖縄赤十字病院内科　内原照仁，赤嶺盛和，那覇　唯

表1　初診時検査所見

血算		生化学			
WBC	12,600 /μL	BUN	8.3 mg/dL	ALB	3.1 g/dL
Neu	35.5 %	Cre	0.57 mg/dL	Na	141 mEq/L
Lym	16 %	AST	18 IU/L	K	3.9 mEq/L
Mon	3.5 %	ALT	15 IU/L	Cl	102 mEq/L
Eo	44 %	LDH	215 IU/L		
Bas	1 %	ALP	177 IU/L		
Hb	11.8 g/dL	γ-GTP	56 IU/L		
Plt	43.8×10⁴ /μL	T-Bil	0.4 mg/dL		
炎症マーカー		CPK	22 U/L		
CRP	1.65 mg/dL	TP	7 g/dL		

> **Point　宮城征四郎先生の臨床的ポイント**
> 咳が続くときは結核を考慮して，画像所見に空洞を伴うかどうかが重要である．図1には空洞はなく肺容積の減少も認めない．聴診所見が乏しいので肉芽腫性肺疾患を考えておく必要がある．画像所見に比して聴診所見が乏しい際には，肉芽腫性疾患や癌を考慮する．

次に初診時の胸部CT所見（図2）を示す．

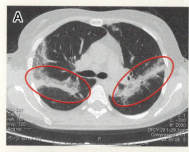
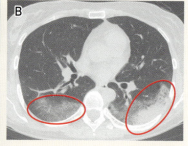
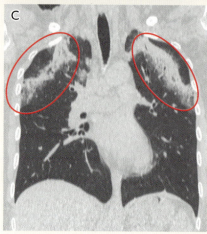

図2　入院時の胸部CT写真
肺野のCT（A，B）を示す．上肺野には帯状の浸潤影を認める（A○）．左・右の中肺野には，胸膜に沿う形で帯状のconsolidationを認める（B○）．このパターンはnon-segmental distributionを呈しており，また両側性の，photogenic negative of pulmonary edemaとも解釈できる（後述 p.1146参照）．矢状断（C）では帯状の浸潤影がより明瞭に示されている（○）．

特徴的な画像所見を認めたため，肺機能検査を実施した．

【肺機能検査】
%VC 67.0％（2,100 mL），FEV1％（G）85.9％（FEV1 1,830 mL），DLCO 86.6％，FeNO 78 ppb と拘束性障害を認める．

藤田次郎から
漢方薬，またはサプリメントを服用していないか．薬剤性肺障害を疑う画像パターンである．

喜舎場朝雄先生から
胸部CT（図2）から慢性好酸球性肺炎，リウマチ肺などを考える．胸部CTはサルコイドーシスとしては画像所見が非典型的で，薬剤（よくある原因として，ロキソニン®，サラゾピリン®，金など）によるものを考える．

末梢血で好酸球が多かったので（Eo 44％），寄生虫関連の検索を行ったものの，便虫卵直接塗抹（－），便虫卵集卵法（－），糞線虫培養（－）であり，抗寄生虫抗体スクリーニング検査（イヌ糸状虫，イヌ回虫，ブタ回虫，アニサキス，顎口虫，糞線虫，ウエステルマン肺吸虫，宮崎肺吸虫，肝蛭，肝吸虫，マンソン孤虫，有鉤嚢虫）ではすべて陰性であった．

患者さんが発症直前に洗浄用スプレーを用いてエアコンの掃除をしたことを気にされていた．このため洗浄用スプレーの成分も原因と考え，いったん内服をすべて中止，エアコンからはなるべく離れることを指示した．ひき続き入院も勧めたが帰宅された．次の外来で症状が改善されなければ，気管支鏡検査を行うこととした．
6月14日　外来：咳は減少するも労作時呼吸困難はあり，熱は37.1℃
6月16日　気管支鏡検査入院．症状は改善がないということだった

Point 宮城征四郎先生の臨床的ポイント
臨床経過が急性（3週間以内）か，亜急性（3～8週間）か，慢性（8週間以上）かを判断するかが重要である．スプレーを直接吸い込んだことが原因であれば急性であると考える．エアコンに残った洗浄用スプレーの成分が原因で亜急性から慢性に発症したのではないだろうか．

確定診断のために，気管支鏡，および気管支肺胞洗浄が実施された．

【気管支鏡，および気管支肺胞洗浄液の所見（図3）】
可視範囲で異常所見なし．右B3bから気管支肺胞洗浄を実施した．注入量150 mLで回収量43 mL，細胞数 6.13×10^5/mL（細胞分画：組織球3％，リンパ球12.5％，好中球0.5％，好酸球84％），CD4/CD8比：0.83，細菌培養（－），一般細菌・抗酸菌塗抹（－）．

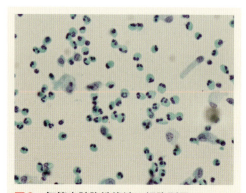

図3 気管支肺胞洗浄液の細胞所見
dust cell や円柱上皮とともに，多数の好酸球（二核のもの）を認める．好酸球性肺炎として矛盾しない細胞像である．グロコット染色では真菌を認めない．

　気管支肺胞洗浄液中に真菌は認めず好酸球が著増していたことから，主治医は以下のように臨床診断した．

【診断】エアコン洗浄用スプレーの成分による（慢性）好酸球性肺炎
　→診断の決め手：特徴的な画像所見に加えて，検査所見にて好酸球増多を認めたこと，および原因が示唆されたこと

【診断後の経過】
6月16日　気管支鏡検査，直後にプレドニゾロン30 mg/日を開始し，翌日退院した
6月20日　外来：クーラーはまだ使用しているとのことだった．プレドニゾロンを20 mg/日に減量
6月29日　外来：クーラーは買い換えたとのこと
7月4日　外来：プレドニゾロン10 mg/日に減量
7月10日　外来：陰影が改善したためプレドニゾロンを中止した．その後，再発なく経過は良好である

呼吸器疾患へのアプローチ

最終診断と主治医の考察

　最終診断は慢性好酸球性肺炎であった．ステロイドに著明に反応し，画像所見も急速に改善している．ステロイド終了後も，再燃はみられていない．

　ここで慢性好酸球性肺炎の診断基準（Cordier らの基準）を以下に示す．本症例はすべて満たしており，慢性好酸球性肺炎と臨床診断できる．

■ 慢性好酸球性肺炎の診断基準（Cordier らの基準）[1]
① 画像上，外側優位にびまん性の気管支透亮像を伴う consolidation あるいはすりガラス影を認める．
② 気管支肺胞洗浄液の細胞分画で好酸球 40 ％以上（あるいは末梢血好酸球 1,000/μL 以上）．
③ 呼吸器症状が少なくとも 2 ～ 4 週間持続する．
④ 原因が明らかな好酸球性肺疾患を除外する（特に薬剤性）．

解説！レジデントへのアドバイス
（藤田次郎）

　さて今回の最終診断は，慢性好酸球性肺炎でした．本症例の臨床像，および画像パターンを理解すれば，診断は比較的容易であったのではないかと考えます．もちろん慢性好酸球性肺炎の診断は，末梢血，および気管支肺胞洗浄液中の好酸球の増加によりなされます．また主治医の考察にあるように，**急性好酸球性肺炎と慢性好酸球性肺炎は臨床像が大きく異なっている**ことから（**表2**），別の疾患として捉える必要があります．本症例の画像パターンを第 1 回（2018年 7 月号）と同様に陰影の画像パターンを解析してみると（**図4**），①のパターンを呈しています．**図4**はあくまでも薬剤性肺炎のパターン分類ではあるものの，さまざまな原因による陰影の分布パターンとして応用可能です．

表2　急性好酸球性肺炎と慢性好酸球性肺炎の特徴

	急性好酸球性肺炎（AFP）	慢性好酸球性肺炎（CFP）
発症	急性（1 カ月以内，多くは 1 週間以内）重篤なことが多い	慢性（1 カ月から 1 年）
喫煙	喫煙開始後に発症することが多い	喫煙者は少ない（約 10 ％）
気管支喘息	合併しない	合併する（約 50 ％）
画像所見	Kerler A，B ライン，びまん性のすりガラス状陰影や浸潤影（末梢の優位性は認めない），CT 上，小葉間隔壁や気管支血管束の肥厚，胸水貯留	末梢優位の浸潤影（photographic negative of pulmonary edema），陰影の移動．CT 上，上中肺，胸膜直下優位の分布を示す
末梢血好酸球	正常．回復期に増加	増加（20 ％以下）
BAL 中好酸球	著明に増加（25 ％以上，時に 40 ％以上）	著明に増加
ステロイド治療の反応	良好	良好
再発	まれ	多い

文献 2 より引用．

レジデントノート　Vol. 20　No. 7（8月号）2018

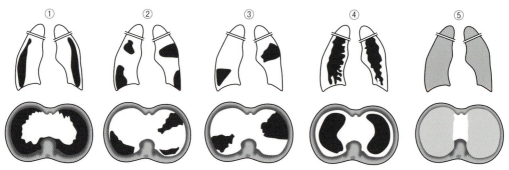

図4 薬剤性肺炎の画像所見
*BOOP：bronchiolitis obliterans organizing pneumonia
**PIE症候群：pulmonary infiltrate with eosinophilia 症候群（syndrome）
***ARDS：acute respiratory distress syndrome
文献3より引用．
このパターンは薬剤性肺炎に限らず，陰影の分布パターンとして応用でき，疾患を絞り込むことが可能となる．

photographic negative of pulmonary edema

　慢性好酸球性肺炎の画像診断には特徴的なパターンがあります．すなわち，1）non-segmental distribution，2）photographic negative of pulmonary edema，および3）reversed halo signです．1）は2つ以上の区域にまたがる非区域性分布．3）は中心部がすりガラス影で周囲の濃度が高い陰影で，特発器質化肺炎のサインです．1），および3）に関しては，第1回（2018年7月号掲載）で詳細に記載しましたので，本稿では2）について記載します．

　photographic negative of pulmonary edema[4〜7]の画像パターンは，肺水腫が肺門中心性の陰影で，末梢はむしろ温存される（図5A）ことから名付けられたものであり，この分布と対照的な部位に陰影が存在（図5B）することからphotographic negativeと表現されます．つまり，**肺末梢優位の浸潤影**となります．大まかに病変の分布を把握することにより鑑別診断を絞ることが可能となります．このパターンを認めると，慢性好酸球性肺炎が疑われます．またphotographic negative of pulmonary edemaは，同時に，non-segmental distribution patternを呈することも明らかです．

　本症例においては，前回同様，画像診断のサインを上手に活用することにより，鑑別診断を絞ることが可能でした．

Take Home Messge
- photographic negative of pulmonary edemaは，肺末梢優位の浸潤影で，かつnon-segmental distributionを呈する
- 慢性好酸球性肺炎の診断基準を押さえる

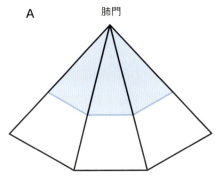 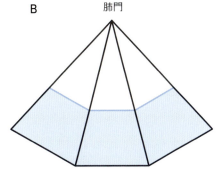

図5 photogenic negative of pulmonary edemaとは

A：うっ血性心不全，尿毒症肺などにおいては肺門中心性に陰影が分布する．
B：photogenic negative of pulmonary edemaとは，うっ血性心不全とは対照的に，肺門周囲には陰影が存在せず，末梢優位に病変が分布し，かつnon-segmental distributionを呈する．慢性好酸球性肺炎はこの所見を呈する．

文献

1) Cottin V & Cordier JF：Eosinophilic lung diseases. Immunol Allergy Clin North Am, 32：557-586, 2012
2) 厚生労働省：重篤副作用疾患別対応マニュアル：急性好酸球性肺炎　平成22年．2010
   http://www.mhlw.go.jp/shingi/2010/02/dl/s0225-5d.pdf
3) 中島正光：呼吸器感染症の画像と病理．感染症，36（1）：35-39, 2006
4) Zimhony O：Photographic negative shadow of pulmonary oedema. Lancet, 360：33, 2002
5) Keller RR & Hirsch C：The photographic negative of pulmonary edema. Respiration, 65：205, 1998
6) Jederlinic PJ, et al：Chronic eosinophilic pneumonia. A report of 19 cases and a review of the literature. Medicine (Baltimore), 67：154-162, 1988
7) Gaensler EA & Carrington CB：Peripheral opacities in chronic eosinophilic pneumonia: the photographic negative of pulmonary edema. AJR Am J Roentgenol, 128：1-13, 1977

Profile

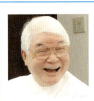

宮城征四郎
群星沖縄臨床研修センター 名誉センター長
1964年新潟大学医学部卒業．1969年京都大学大学院医学研究科博士課程単位取得後中退，その後，同大医学博士号取得．1970年から1年間，WHO Fellowとしてコペンハーゲン大学，Rigs Hospitalに留学，人工呼吸管理学を学ぶ．1972年から沖縄県立中部病院に勤務．1973年，米国Colorado General HospitalのT.L Petty教授のもとで短期間，呼吸管理学を学ぶ．1996年沖縄県立中部病院長に就任．2003年4月から群星沖縄臨床研修センター長，2017年から現職．

藤田次郎
琉球大学大学院 感染症・呼吸器・消化器内科学（第一内科）
1981年3月，岡山大学医学部卒業．虎の門病院内科レジデント，国立がんセンター病院内科レジデント，および2年間の米国ネブラスカ医科大学呼吸器内科留学を経て，1987年より，香川大学医学部に勤務し，2005年5月から琉球大学大学院 感染症・呼吸器・消化器内科学（第一内科）教授．2015年4月から琉球大学医学部附属病院長（2期目）．

Book Information

スッキリわかる！
臨床統計はじめの一歩　改訂版
統計のイロハからエビデンスの読み解き方・活かし方まで

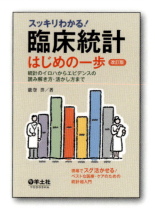

著／能登　洋

☐ 定価（本体 2,800円＋税）　☐ A5判　☐ 229頁　☐ ISBN978-4-7581-1833-0

- エビデンスを臨床で活かすための統計の基礎を数式なしでやさしく解説
- 論文やデータの読み解き方，価値あるエビデンスの見極め方がわかる
- EBM実践をめざす医師・メディカルスタッフにオススメ！

臨床現場でスグ活かせる！ベストな医療のための統計超入門

トップジャーナル395編の
「型」で書く医学英語論文
言語学的Move分析が明かした執筆の武器になるパターンと頻出表現

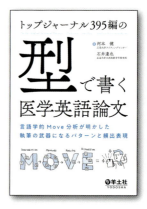

著／河本　健，石井達也

☐ 定価（本体 2,600円＋税）　☐ A5判　☐ 149頁　☐ ISBN978-4-7581-1828-6

- 論文を12のパート（Move）に分け，トップジャーナルを徹底分析！抽出されたMove別の書き方と頻出表現を解説！
- 優れた論文構成術と海より広い表現力が身につきます

Moveを知れば執筆が劇的に楽になる！

こんなにも面白い医学の世界
からだのトリビア教えます

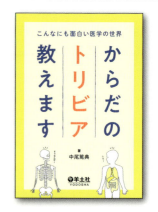

著／中尾篤典

☐ 定価（本体 1,000円＋税）　☐ A5判　☐ 88頁　☐ ISBN978-4-7581-1824-8

- お酒を飲んだあと〆のラーメンが食べたくなるワケ，ゴッホの絵が黄色っぽい理由とは？バンジージャンプは失明を引き起こす？など，思わず誰かに教えたくなる医学の雑学「トリビア」を1冊にまとめました．

へぇーそうだったんだ！誰かに教えたくなること必至！

発行　羊土社 YODOSHA
〒101-0052　東京都千代田区神田小川町2-5-1　TEL 03(5282)1211　FAX 03(5282)1212
E-mail：eigyo@yodosha.co.jp
URL：www.yodosha.co.jp/

ご注文は最寄りの書店，または小社営業部まで

こんなにも面白い医学の世界
からだのトリビア教えます

中尾篤典
（岡山大学医学部 救命救急・災害医学）

第47回 カリフォルニアから来た娘

　The Daughter from California Syndromeという概念があります．皆さんはこの疾患名を聞いて，どのような疾患を想像しますか？

　病院は全員が元気になる場所ではありません．岡山大学病院高度救命救急センターにも，高齢や悪性腫瘍や慢性疾患の末期，心筋梗塞や脳卒中で回復が見込まれない患者さんが来ることも少なくありません．そういう場合には，患者さんのご家族，患者本人に予後不良である旨を説明し，医療チームとくり返し話し合いをする過程で，人生の終末期に過度な医療が行われることを避け，穏やかに最期のときを迎えることを提案することがあります．この過程を，終末期医療におけるACP（Advance Care Planning）といい，研修医の先生に必ず知っておいていただきたい言葉です．

　こうやって，何度も話し合いをして決めた方針があるにもかかわらず，遠方に住む娘（あるいは息子）が突然やって来て，医者に会わせろ，説明しろ，と要求し，終末期の方針が覆り，せっかくこれまで築いてきた計画が台無しになってしまうこと，これをThe Daughter from California Syndromeと呼ぶのです[1,2]．これまでほとんど世話をしてこなかったことへの罪悪感かもしれませんし，実の子どもなら親にいつまでも生きていてほしいという気持ちは理解できます．しかし，近くに住む家族が時間をかけて主治医と決めた方針が，遠くに住む家族の一言でがらっと変わり，生命維持装置が装着され，いわゆる延命治療が延々と行われるのは残念な気がします．これは日常の臨床でもよくあることです．

　今後20年は高齢者の救急搬送は増加し続けるだろうと予想されていて，救急医療のありかたも変わっていかなければいけません．老人保健施設などから"延命治療を望まない"と意思表示をしている患者さんが心肺停止で運ばれて来ることもあるでしょう．日本臨床救急医学会は「人生の最終段階にある傷病者の意思に沿った救急現場での心肺蘇生等のあり方に関する提言」を出しています．これによると，救急隊が"心肺蘇生を中止してもよい"との具体的指示をかかりつけ医から直接確認できれば心肺蘇生等を中止することができる，とあります．もちろん，心肺蘇生等を希望していないのであれば救急要請をしないのが理想的なのですが，カリフォルニア娘が出てきた場合，それを無視できず，今後も大きくのしかかってくる問題です．

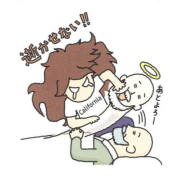

　ちなみに，カリフォルニアの医師たちはこの状態をどのように呼ぶかというと，The Daughter from Chicago Syndrome（シカゴから来た娘症候群）なのだそうです．

文献

1) Unger KM：The Daughter from California syndrome. J Palliat Med, 13：1405, 2010
2) Molloy DW, et al：Decision making in the incompetent elderly："The Daughter from California syndrome". J Am Geriatr Soc, 39：396-399, 1991

眼科エマージェンシー こんなときどうする？

▶ 研修医も救急外来でよく出会う眼科疾患について、眼科医の考え方・動き方を伝授します！

シリーズ監修　加藤浩晃

第33回　外傷後，上を見たときにだけ二重に見える！

青木崇倫

症例

主訴：10歳代後半，男性．

キャッチボールをしているときに野球ボール（硬球）がクラブからそれて，右眼を受傷した．見え方は特に変わりなく，少し腫れている．上を見たときにだけ物が二重に見える．

診察時所見：右眼視力（RV）＝ 1.0，左眼視力（LV）＝ 1.0

腫脹，圧痛など明らかな所見なし．明らかな眼球運動障害なし（ただし，上方視のときのみに複視を認めた）．

既往歴：特になし．

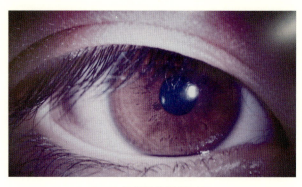

図1　初診時前眼部所見

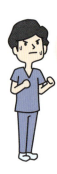

担当研修医の心の声

- 眼外傷はどのような点に注意して診察すればよいのだろう？
- 眼球運動障害もなさそうなのになんで上を向いたときだけ複視を訴えるんだろう
- よく見えてるし，症状も乏しいから大丈夫かなぁ？

眼科医の診察と診断

診断：眼窩壁骨折

疾患のポイント
- 眼窩壁骨折は開放型骨折と閉鎖型骨折に分けられる．
- 閉鎖型眼窩壁骨折のなかでも筋絞扼をしているものは24時間以内の手術が必要である．

診察のポイント
- 眼外傷では，眼瞼，角膜，前房，隅角，虹彩，水晶体，硝子体，網膜，眼窩を見落としなく診察することが非常に重要である．眼窩壁骨折においては眼球運動による複視や三叉神経領域のしびれの症状の確認が必要である．

診断に必要な検査
- 病歴聴取：外傷の契機になったもの（鈍的，鋭的，大きさなど ※眼外傷では大きいものの方が鼻，額，頬に妨げられやすい），残存物の可能性，想定できる受けた衝撃のエネルギー．
- 身体診察：細隙灯検査，フルオレセイン染色，視力・眼圧など眼球・眼窩周囲の診察．
- 眼球運動：垂直方向の眼球運動障害や上下方向視の複視が認められることが多い（外傷の契機となったものが金属であった場合，残存しているとMRI禁忌のために注意が必要）．
- CT検査：眼窩壁骨折では鈍的外傷により内眼圧が上昇することで，一番薄くなっている下壁骨折が最も多い（図2）．
- 知覚検査：眼窩の下壁に三叉神経が走っているために片眼性顔面のしびれを自覚する．

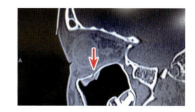

図2 下壁骨折（閉鎖型）の一例
骨折部から副鼻腔へ筋の逸脱を認める．

初期対応

初期対応のポイント
- 眼外傷で緊急手術になる症例は眼球破裂，筋絞扼を疑う閉鎖型眼窩壁骨折，強膜・角膜裂孔，外傷性網膜剥離，眼内異物，眼窩内異物などがあげられるが，割合としては非常に少ない．
- 保存的治療になることが多いが，緊急疾患はすぐに対応可能な施設へ送ることが重要である．
- 閉鎖型眼窩壁骨折において筋絞扼を疑う場合，すなわち嘔吐や強い疼痛は24時間以内の手術を要する．

患者さんへの説明
- 鼻をかむなどの行為で眼窩気腫をきたす可能性があり，控えるよう説明が必要．
- 複視，眼球運動障害がある場合は手術が必要になる可能性もあり，手術可能な施設へ紹介する．

コンサルテーション
- 耳鼻科，眼科，形成外科など施設により手術を行う専門科は異なる．
- 筋絞扼を疑う場合は，すぐに手術および治療が可能な専門施設へ紹介する．

Profile　青木崇倫（Takanori Aoki）
京都府立医科大学 眼科学教室

Profile　加藤浩晃（Hiroaki Kato）
京都府立医科大学 眼科学教室

攻める面談，守る面談
医療現場におけるコミュニケーションのコツ

第3回　攻めの面談 実践編
～相手の思いを予想して聞き出す

岡村知直

初回の面談で相手を知るために

　連載第2回（2018年7月号）までで，攻めの面談，守りの面談の概要をお伝えしました．第3回は，攻めの面談について例を用いて解説していきます．

　面談で一番難しいのは，当然ですが初回の面談です．なぜなら，相手の情報がありません．事前に収集できればよいのですが，それも必ずしも正確なわけではありません．経験を積むことによってある程度どのような相手か予測を立てることはできますが，それができるのは患者さん・家族と真摯に向き合い，相手の感情を読みとろうとしてきた医師だけです．数をこなすだけではできるようになりませんので，準備から実施までの流れ（**図**）を意識して面談をしていきましょう．

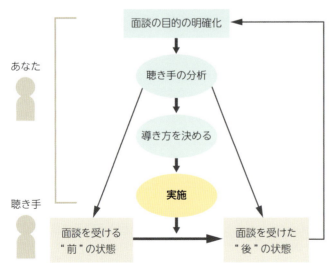

図　面談の準備と実施の構図

実践

> **事例**
>
> 　85歳女性のCさんが，3日前からの発熱，倦怠感を主訴に大病院の内科外来にやってきました．むっとした顔の50歳代のお嫁さんがつきそいです．検査の結果，診断は感冒で，全身状態は不良ではありませんが，食事量は普段の半分くらいで，ADLが低下しています．入院の適応は微妙なところですが，急性期の高度医療は必要ありません．
>
> A先生「検査の結果，風邪と思います．対症療法で経過をみてください」
> Cさん「わかりました，家でゆっくり休みます」
> Cさん嫁「ちょっと待ってください，先生，義母は一人暮らしなので心配です．入院をさせてください」
> A先生「入院ですか？ 風邪ですから，当院では適応はありませんね」
> Cさん嫁「そんな，義母がどうなってもいいんですか？ 私は日中仕事だし，面倒見切れませんよ」
> Cさん「私は別に入院せんでいいですよ」
> Cさん嫁「いーえ，お義母さん，入院してください」
> A先生「うちはホテルではありませんよ，入院は必要ありません」
> Cさん嫁「困ります！ お義母さんも，いい加減にしてください！ 先生も，なんで入院を勧めないんですか！？」

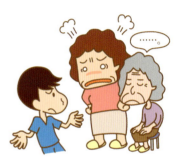

① 相手を考えるとは

　この連載では，相手を考えることが重要とくり返し話してきました．「相手」とは，相手の状況，価値観，考え方に加え，家族，社会的状況なども含まれます．相手が複数になればなるほど難易度が上がります．このケースでは登場人物は2人です．

　まず，面談の目的は何に設定しましょうか？ 答えは特にないのですが，はじめてお会いするので「患者さん，家族ともに安心して自宅で過ごせるよう，心配な点と，その理由を聞くこと」と設定しましょう．目的の設定のコツは，**その目的が達成されれば自身，相手ともに満足できる状況に設定すること**です．「説得して帰すこと」を目的とすると，一見解決したようですが相手側には感情のしこりが残りそうですね．

　面談の最中から，なんとなく相手側2人の意見がみえてきました．

　　Cさん：風邪であることはわかった．治るなら，今しんどくても早く帰りたい．
　　Cさん嫁：診断は何でもいいけど，とにかく入院させてほしい．

② 攻めのチャンスを見つける

　皆さんが医師として診療しているなかで，こちらが伝えた情報に対する患者さんのある程度正常な反応，といえるものと，そうでないものがあると思います．正常とは少し違うな，と気づいたら，そこが攻めのチャンスです．一般的な価値観（この状況だったら，多くの人はこういう反応をとる，という意味）とずれている場合，そこにその人の興味・関心が隠れていま

す．また，今ケースのように，顔つきやそぶり，声色なども，何かしら感情が隠れているので，突っ込みポイントです．

と考えると，お嫁さんの意見は少し一般的ではなさそうですね．もちろん，ADL低下している場合心配なのは当然ですが，すぐ入院を迫ってくるのは，大半の患者家族の反応ではないでしょう．診察室に入る前から顔が殺気立っていたこともあり，何か強い意見がありそうです．そこを攻めましょう．嫁・姑がやってきて顔がこわばっている場合は，だいたい人間関係のことが多いですが，ストレートに聞くと気分を害するので，回り道して聞きましょう．

③ キーパーソンは誰なのか？

皆さん，患者さんはすべて自分の意思だけで病院を受診すると思っていませんか？ 大半の人間は，行動の前に誰かに意見を求めているものです．そして，面談の場にはその相手はだいたい姿を見せていません．誰がキーパーソンなのか，患者さんは誰と話した結果今この場にいるのかを考えることは，相手を考えるうえで非常に重要なポイントです．真の交渉相手は目の前の相手ではない，ということは多々あります．

今ケースでは，姿を見せていないCさん息子の意見はどうなのか，どういう関係性なのかを真っ先に気にしたいところです．

④ よくある状況は知っておく

面談におけるピットフォールは2つです．

① 相手自身が，何に悩んでいるのか，何に困っているのか言語化できるわけではない
② 相手が，自分から困っていることを言ってくれるわけではない．むしろ隠していることもある

①について，あまりに多くの医療者が無知だと思います．患者さんは病院に来ているときは平常心ではないことが多いので，ゆっくり言語化する手伝いをしてあげてください．これが図の「導き方」の部分で，共感を示したり，ゆっくり話すなどの技術的な部分ですね．もっと勉強したい方はビジネス書ですが「心脳マーケティング 顧客の無意識を解き明かす」[1] をお勧めします．

②について患者さんが言いたがらない重要な情報を表に示します．

このなかで一番われわれが遭遇する頻度が高いのが家族間の関係性でしょう．ただ，かかりつけでもなく関係性の薄い医療者に，自分たちからそれを言うはずがありません．こういったことを知っておくだけで，患者さん・家族が何に悩んでいるのか考える糸口になるでしょう．

今ケースでは，お嫁さんは別に意識的に手のかかる義母を家から追い出そうとしているわけ

表 **患者さんから発しにくい情報**

関係性	家族間不仲　嫁姑問題　遺産問題　不倫関係　再婚・連れ子
社会的問題	経済的問題　生活保護　虐待歴　介護の問題
精神的問題	精神疾患の有無　家族に精神疾患患者がいる　家族に自殺者がいる
趣味・嗜好	アルコール多飲・依存　麻薬や覚醒剤等の違法薬物
性的なこと	性交の有無　性的嗜好　同性愛

ではありません．心配しているのも事実なのですが，その背景にある義母への複雑な思いが絡まり，混乱して病院に連れてきています．まず，病院に連れてきたことをねぎらい，あなたが大変であることを理解した，という共感を見せましょう．そして何が真の問題なのかを一緒に考えることで，「入院できるか，できないか」という狭い選択肢から解き放たれ，価値を創造できる可能性が広がっていきます．

改善例

　診察前，Cさん嫁のこわばった顔に気がついた看護師は，A先生に報告．A先生は，Cさんに風邪と伝えた後，Cさん嫁だけ先に診察室に入れた．おそらく，**高齢者が疾患を抱えたときによく出現する，介護の問題や，それにまつわる家族間の葛藤などが背景にあるのではないか**と予想した．

A先生「診断は風邪で，幸い数日で軽快すると思いますが，**何かご心配なことや，気がかりなことがありませんか？**」

Cさん嫁「先生，義母の介護が大変で，私は入院させてほしいです」

A先生「お義母様の介護が，ここ数日大変だったんですね」

Cさん嫁「そうなんです，私が介護しているのに，義母は感謝もしないで，息子に気が利かない嫁と告げ口をしていて！」

A先生「お義母様のために一生懸命されているのに，そういうことになっているんですね」

Cさん嫁「そうなんです，先生！（涙）ちょっと認知症がはじまっているみたいなんですが，夫は忙しくて私にばかり面倒をみさせていて」

A先生「そんなことが続くと，お嫁さんは疲れてしまいますよね」

Cさん嫁　（号泣）

A先生「大変なことはよくわかりました．ただ，病院の機能として申し訳ないですが，入院という形で応えることができません．ただ，あなたが大変な状況にあることはよくわかりました．今後，お義母様をお嫁さんだけで支えるのは難しいと思いますから，何か手助けできる方法がないか，医療ソーシャルワーカーを交えて一緒に相談させてもらえませんか？」

Cさん嫁「ありがとうございます，今まで誰に相談していいかわからなくて」

看護師　（そっとティッシュを手渡す）

　嘘みたいと思いますか？　これは私が実際に経験したケースです．

　ちなみに，経験豊富で優れた面談スキルのある人（看護師に多い）は，入室したときに顔を見たら何に悩んでいるかだいたい予想ができるようです．

　攻めの面談は，予想を外すこともあります．外しても致命傷を負わないよう，いくつか防御策を練っておく必要があります．次回は，その守る面談テクニックについて解説します．

文 献

1）「心脳マーケティング 顧客の無意識を解き明かす」（ジェラルド・ザルトマン／著，藤川佳則，阿久津聡／訳），ダイヤモンド社，2005

岡村知直（Tomonao Okamura）

飯塚病院 緩和ケア科
九州大学卒
グロービス経営大学院卒
総合内科道を極めんと頑張っております．非癌の緩和ケアに力を入れています．気になる人は飯塚病院緩和ケア科ブログをチェック！

Book Information

レジデントノート増刊 Vol.20 No.5
循環器診療のギモン、百戦錬磨のエキスパートが答えます！
救急、病棟でのエビデンスに基づいた診断・治療・管理

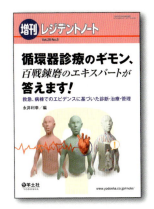

編集／永井利幸
- □ 定価(本体 4,700円+税)　□ B5判　□ 245頁　□ ISBN978-4-7581-1609-1

- 救急・病棟での急性期の初期診断・治療から慢性期の管理まで最新エビデンスに基づいた重要ポイントを解説！
- 現場でよく出合う疑問を厳選，「疑問」をアンカーにして効率よく学べる！

読めば循環器診療に自信が持てる！

痛みの理学療法シリーズ
肩関節痛・頸部痛のリハビリテーション

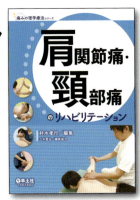

編集／村木孝行　編集協力／三木貴弘
- □ 定価(本体 5,200円+税)　□ B5判　□ 296頁　□ ISBN978-4-7581-0230-8

- 肩関節・頸部の治療で結果を出したいPTは必読！
- 機能解剖・評価に基づく介入方略を示したうえで，治療手技を1ステップずつ丁寧に解説．

治療成績を飛躍的に上げるための「理論」と「手技」がわかる！

関節リウマチ患者と家族のための 生活を楽しむ知恵と技

くらしかた、動きかた、介助のしかたがわかる！

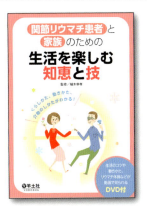

監修／植木幸孝
- □ 定価(本体 1,800円+税)□ B5判　□ 136頁+DVD　□ SBN 978-4-7581-1830-9

- 動き方や環境の工夫で関節への負担を抑えて生活するポイントや，患者家族が安全な介助を実施するポイントが写真とDVDでよくわかる
- 介助が必要な患者さん全般に役立つ技が満載です．

患者が自宅で関節保護を実践するためのポイントが満載

発行　羊土社 YODOSHA　〒101-0052　東京都千代田区神田小川町2-5-1　TEL 03(5282)1211　FAX 03(5282)1212
E-mail：eigyo@yodosha.co.jp
URL：www.yodosha.co.jp/
ご注文は最寄りの書店，または小社営業部まで

持ち歩ける『ICUブック』
はじめての重症患者管理は世界で信頼されるこの1冊から

新刊

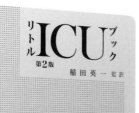

リトルICUブック 第2版

監訳　稲田 英一
順天堂大学医学部 麻酔科学・ペインクリニック講座 主任教授

集中治療医学の大ベストセラー『ICUブック』の子本「リトル」が8年ぶりに改訂。親本と相互参照できる構成、最新ガイドラインへのアップデート対応、新規書き下ろし収載など、全面的に刷新。病態生理から重症患者管理を考えるMarinoスタイルはそのままで、「ダイジェスト版」の枠に収まらず、「リトル」のみでも充分に使える充実した内容。値下げしてポケットサイズに生まれ変わり、日常的に持ち歩きたい研修医にもおすすめ。

B6変　頁688　図90・表186　2018年　ISBN978-4-8157-0122-2

定価：本体5,000円＋税

目次

I.	血管アクセス	VII.	肺疾患	XIII.	栄養と代謝
II.	予防処置	VIII.	人工呼吸	XIV.	神経系障害
III.	血行動態モニタリング	IX.	酸塩基平衡障害	XV.	薬物療法
IV.	循環血流の障害	X.	腎臓と電解質の異常	XVI.	中毒
V.	蘇生用輸液	XI.	腹部と骨盤内臓器	XVII.	付録
VI.	救急の心疾患	XII.	体温障害		

大好評　**親本**

ICUブック 第4版
MARINO'S The ICU Book, 4th Edition
監訳　稲田 英一

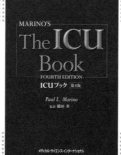

レジデントからIntensivistまで
圧倒的な支持を獲得し続けてきた
集中治療の唯一無二のバイブル

B5　頁880　図246　2015年　ISBN978-4-89592-831-1

定価：本体11,000円＋税

MEDSi　メディカル・サイエンス・インターナショナル

113-0033　東京都文京区本郷1-28-36
TEL 03-5804-6051　FAX 03-5804-6055
http://www.medsi.co.jp
E-mail info@medsi.co.jp

ステップ ビヨンド レジデント

Step Beyond Resident

第177回

研修医は読まないで下さい!?

研修医はこの稿を読んではいけません．
ここは研修医を脱皮？した医師が，研修医を指導するときの参考のために読むコーナーです．研修医が読んじゃうと上級医が困るでしょ！

たかが発熱，されど発熱 Part5
〜ン〜，風邪ですねぇ．家で休んでいなさい…と思いきや？！〜

福井大学医学部附属病院総合診療部　林　寛之

ぐったりしてたら単なる風邪じゃないと心せよ！

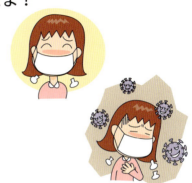

　風邪を真面目に診ないととんでもないところで足元をすくわれる．通常は3〜5日で体調はよくなってくるが，鼻水などは10〜14日続くことはザラだよね．子どもが保育園に通っているころは，2週ごとに風邪をひいて，ずっと鼻水を垂らしている感じで，仕事を早く抜けないといけないプレッシャーに苛められつつ，確信犯的に少し遅れて迎えに行って保育園の先生によく叱られたっけなぁ….

　かかっても基本的に比較的元気なのが風邪．ぐったりしてくるのはインフルエンザやパラインフルエンザ，アデノ，EBなど質の悪いウイルスもあるが，もっと見逃すと怖いのは言わずと知れた心筋炎や髄膜炎だ．もちろん，高齢者，新生児，重症糖尿病や先天性疾患など免疫不全の患者は風邪でも命にかかわることがある．ウイルス感染とわかっていても細菌が重感染してきていることだってある．『風邪は万病の元』とはうまく言ったもんだ．風邪と診断したら，もう「安心」…ではなく，ぐったりした風邪は，「どこかおかしい」と疑う目をもちたいね．

 患者D　10歳　女児　　　　　　　　　　　　　　　　　　ウイルス性心筋炎

　発熱と心窩部痛を主訴に患者Dが母親に連れられて来院した．2日前から風邪をひいており，昨日からほとんど食事もとれないという．鼻水少々，咽頭痛も少々，咳嗽も少々，発熱と見事に風邪らしい症状であった．その他関節痛，心窩部痛，嘔気・嘔吐も訴えていた．

　研修医K「まぁ，おなかに来る風邪もありますからねぇ」

　バイタルサインは血圧100/50 mmHg，脈160回/分，呼吸数30回/分，SpO$_2$ 96 %（room air），体温38.5 ℃であった．

　（やけに脈が速いなぁ．元気がなく食べていないので採血，点滴でもするか，しかたないなぁ…）と研修医Kは思った．輸液を開始してしばらくすると…

　患者D「いたぁーい」

　観察ベッドで患者Dが心窩部を押さえてうずくまっている．研修医Kがかけよると，患者

Dはそのまま意識を失った．血圧60/30 mmHg，脈150回/分．「ショックだ！」と言いつつ，研修医Kは自分の判断の甘さにショックを受けた．（あれ，これって風邪だよね？ なんで？）

すぐかけつけた上級医Hが心エコーをすると，申し訳程度にピクッ，ピクッとわずかに収縮する心臓が映し出された．その後心肺停止になり，アドレナリンは全く効かず，ペーシングも乗らず，心肺停止から約40分後，最終的にPCPS（経皮的心肺補助）が装着された．待合室では半狂乱になった母親の姿があり，医療者も心が折れた…．

幸い治療が奏効し，なんと2週間後，患者Dは元気にPICUを退院し自力歩行できるまで回復した．その姿を見た研修医Kは涙が出て止まらなかった．

研修医K

「確かに風邪だったんですぅ…こんなに急変するなんて想像もつかず…（ノД`）シクシク…」

風邪をなめたらあかんで！ 心筋炎の原因：ウイルス性が最多

心筋炎もウイルスによるものが最も多いが，その他さまざまな原因がある（表1）．以前はコクサッキーウイルスなどのエンテロウイルスやアデノウイルスが多いといわれてきた．特にコクサッキーBウイルスは心筋親和性が高い．しかし，ここ20年の間に**パルボウイルスB19が一番多くなり（28.7％）**，**HHV6（human herpes virus type6：11％）**も多くなってきた（J Am Coll Cardiol, 59：1604-1615, 2012）．パルボウイルスB19は大人では冠動脈血管内皮細胞に炎症をきたし，心筋梗塞をきたしてくる（Eur Heart J, 32：2616-2625, 2011／Circulation, 114：1581-1590, 2006／Am J Med, 122：e3-4, 2009）．小児では劇症型心筋炎をきたしてくる．パルボウイルスB19といえば，小児では伝染性紅斑，成人では多発関節痛に淡い紅斑が特徴的．その他一過性骨髄無形成発作，赤芽球癆（基礎疾患として先天性免疫不全，AIDS，臓器移植後，球状赤血球症などがある場合），胎児水腫などの合併症をきたす．コクサッキーウイルスなどのエンテロウイルス（6％）であれば胃腸炎症状が出てもおかしくないが，心筋炎を見逃さないようにしたい．続いてEBウイルス，アデノウイルスとなっている．

世界的にはChagas病が心筋炎を起こすのは有名．中南米のサシガメに吸血されたら，トリパノソーマ・クルージという原虫がChagas病をきたす…って，日本にいる分には一生お目にかかりそうにないけどねぇ．

自己免疫疾患や薬剤も心筋炎の原因となりうる．川崎病が原因の場合は免疫グロブリンも使用される．

組織系の分類では，リンパ球性，巨細胞性，好酸球性，肉芽腫性の4つに分類される．リンパ球性心筋炎はウイルス感染によるものが多く，巨細胞性・好酸球性・肉芽腫性心筋炎は薬剤・薬物アレルギー，自己免疫・全身性疾患などの合併症として発現することが多い．

巨細胞性心筋炎という変わり種は，自己免疫疾患や薬剤アレルギーに伴って発症し，劇症型心筋炎のような経過をたどることが多い．巨細胞性心筋炎は発症早期（10日以内）に心筋生検しよう．発症後時間が経つと生検ではわからなくなることがある．欧米では比較的多いが（22〜41％），日本では比較的少ない（3.8〜13％）．巨細胞性心筋炎の治療にはステロイドや免疫抑制薬が使用される．

表1　心筋炎の原因

	感染性		非感染性
ウイルス	パルボ，HHV6，エンテロ（コクサッキー，エコー，ポリオ），アデノ，サイトメガロ，単純ヘルペス，帯状疱疹，EB，インフルエンザ，HIV，C型肝炎，RS，ムンプス，麻疹，デング，黄熱，風疹，チクングニア，アルボ	自己免疫疾患	感染後，インフルエンザワクチン接種後，SLE，サルコイドーシス，Sjögren症候群，好酸球性多発血管炎性肉芽腫症（Churg-Strauss症候群），多発血管炎性肉芽腫症（Wegener症候群），高安病，炎症性腸疾患，巨細胞性心筋炎
細菌	黄色ブドウ球菌，レンサ球菌，マイコプラズマ，レジオネラ，抗酸菌，クラミジア，サルモネラ，リケッチア，コリネバクテリア，ボレリア，カンピロバクター	薬剤	NSAIDs，カテコラミン，サイトカイン，コカイン，アルコール，化学療法薬（アドリアマイシン，ダウノルビシン），向精神薬，利尿薬（アセタゾラミド，スピロノラクトンなど），抗菌薬（アントラサイクリン，ペニシリン，テトラサイクリン，アムホテリシンB，アンピシリンなど），抗結核薬，ヒ素など
真菌	アスペルギルス，カンジダ，ヒストプラズマ	アレルギー	ペニシリン，セファロスポリン，三環系抗うつ薬，クロザピン，抗リウマチ薬，サルフォナマイド
原虫	トリパノソーマ，住血吸虫，皮膚幼虫移行症，トキソプラズマ，旋毛虫症，エキノコックス	その他	放射線，リチウム，低体温，高体温

心筋炎の病期は3つに分かれる．

- 急性期（数日）：ウイルスの直接心筋内繁殖，心筋障害
- 亜急性期（数週～数カ月）：T細胞を介した自己免疫機序，サイトカインや抗体の関与
- 慢性期：拡張型心筋症

 劇症型心筋炎を見逃すな

　　　心筋炎はきちんと治療しないと死亡したり，80％以上が拡張型心筋症や慢性心不全になってしまったりする．初診時には半数以上が見逃される疾患でもある．
　　　たかがウイルスのくせに，あっという間に命を奪うことがあるから，劇症型心筋炎はとってもコワイ（心筋炎のうち約10％を占める）．劇症型心筋炎は発症が急激で明確であるのが特徴．初発症状としては発熱を伴う風邪様症状（56～63％），嘔吐・下痢などの消化器症状（23％）がある．心不全症状（36～69％），不整脈による動悸や失神（22～24％），失神（5～10％），持続性胸痛（7～32％），ぐったりしている（17％），非特異的症状（14％），ショック（13％）などがある（日本循環器学会ガイドライン／Can J Cardiol, 29：1535-1552, 2013／Herz, 25：279-285, 2000）．心筋炎なら胸痛で来てほしいと思うでしょ？　甘い甘い．**胸痛を訴えるのは1/3にも満たないんだから．『ぐったりした風邪（上気道炎，胃腸炎）』をみたら，必ず心筋炎を除外すること！**　とにかく疑うしかない．「いやぁ，心臓にウイルスがついちゃって心不全の症状が出てつらいんですよ」なんて言う人はいない．

発熱に比べて不釣り合いな頻脈・頻呼吸は重要な所見だ．39℃で脈拍は110回/分程度が正常な反応．「39℃で110番」と覚えよう．体温が0.5℃変化すると脈拍は10回/分変わる．不釣り合いに速い脈は確かに要注意だが，その**反対に異様に徐脈になっているときも要注意**．房室ブロックになっていることがある．

カナダの心不全ガイドラインでは「**ウイルス感染で非特異的な呼吸器・消化器症状を訴え，頻脈・低血圧・不整脈などを伴う場合には，胸部X線で心拡大がなくても，心筋炎を鑑別せよ**」とされている．

軽そうな風邪なのに，数時間でショックに至る症例まである．**劇症型心筋炎は数時間〜3日以内に急速に進行する恐ろしい病気**なのだ．なかには心筋梗塞をきたすものまである．発熱していたのに，心筋炎，そして心筋梗塞って勘弁してほしい…．ただ，一気に悪化するけど，急性期さえ乗り切ればすっとよくなるのがウイルス性心筋炎の特徴．だって風邪だもの．

心筋炎の検査

心筋炎の診断にはゴールドスタンダードはない．

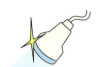

どんな検査よりも心エコーが一番大事．EF（ejection fraction）が保たれているうちはそう簡単に死なない．ただし数時間で急速に悪化する心筋炎もあるので，患者がぐったりしていたら，1回の心エコー検査で大丈夫と早合点してはいけない．心エコーでEF低下は劇症型心筋炎を予想する．心筋炎では一般に左室壁運動低下と同部位の壁肥厚がみられるが，劇症型心筋炎ではびまん性に壁運動の低下，壁肥厚がみられる．むしろ**経時的に求心性の壁肥厚と壁運動低下をみると劇症型心筋炎と推測**

される．劇症型心筋炎では左室拡大はなく，浮腫により壁肥厚が著明なのが特徴的で，通常の心筋炎の左室拡大があって壁肥厚がないものとはこの点で異なってくる．劇症型心筋炎では右室不全もよくあり，予後が悪い．

血液検査では心筋トロポニン（心筋炎での感度34〜71％，特異度86〜89％）やBNPをチェック．トロポニンは経時的推移を追うことが，病勢を反映するため重要．徐々に上昇してきたら劇症型心筋炎を考慮すべし．乳酸（組織の酸素化），ビリルビン（肝機能障害），クレアチニン（腎機能障害）などをチェックして，多臓器不全にも備えるべし．

胸部X線はそれほどあてにならない．心拡大になるのはたったの40％のみ．胸部X線で異常を示すのは60％のみ．右心系が主病態の心筋炎では肺のうっ血は出ない．胸部側面像で気管前縁のラインを延長し，そのラインが脊柱と交錯したら，気管が拡大した心臓によって後ろに押されている所見と考える．

心電図（ECG）ではST-T変化は69〜100％と感度が高い．異常Q波（8〜80％），低電位やR波減高（94％），脚ブロック（26％），心房細動（6％）などもチェックすべし（Int J Cardiol, 165：100-106, 2013）．頻脈も異常所見と考える．経時的ECG変化を追うことが重要で，QRS幅増大や心室性不整脈は重症化してくるサインだ．完全房室ブロックや房室解離は劇症型心筋炎に多い．ST上昇だってありえるから困っちゃうよねぇ．

Dallas criteriaでは心内膜心筋生検を推奨しているが，生検も採取する部位によって異なるので，100％見つけられるわけではない．右室生検では10〜67％しか異常所見をとれない．基

本重症じゃないと心筋生検の適応じゃないけどね．心筋生検は重症例では有用であり，特に心筋内の好酸球や巨細胞を見つけたらウイルス性以外の心筋炎を疑い，免疫抑制薬の適応となる．

心筋MRI（cardiac magnetic resonance imaging：CMR）の発達で昨今はMRIでの診断が進んできた．心筋のびまん性またはむらのある病変部位を描出でき，心筋生検部位の同定にも役に立つ．発症7日以降の方がCMRでは描出しやすい．ウイルス性心筋炎では特に有用だが，自己免疫性心筋炎などはCMRでは見つけられないこともある．

心筋炎の治療：全身管理が主体！

治療は全身管理が主体となる．通常の心筋炎であれば40％は自然に治ってくる．心筋炎で気管挿管を要する場合はケタミンがカテコラミンを放出してくれるので便利．血圧が正常ならドブタミンで末梢血流を確保しつつ心収縮力を上げることができる．血圧が低ければアドレナリンやミルリノンなどの持続点滴を考慮．治療の際も心エコーを使用して下大静脈の大きさを確認しつつ輸液を調節していきたい．その他β遮断薬やACE阻害薬など一般的心不全治療を行う．

劇症型でもウイルス性心筋炎であれば，結局風邪と同じ経過をたどる．急性期さえ乗り切れば，予後はいい．**劇症型では早めにECMO（extra-corporeal membrane oxygenation）や左室補助装置（left ventricular assist system：LVAS）を使用すれば80％は救命できる**．臓器不全，重症心室性不整脈，心肺蘇生を要する場合には早期ECMO使用の適応となる．

ウイルス性心筋炎ではステロイドや免疫抑制薬，免疫グロブリンの有用性は認められていない．

これだけ知っとけウイルス性心筋炎！（表2）
- ぐったりした上気道炎や胃腸炎をみたら，心筋炎を疑え
- 発熱に不釣り合いな頻脈・頻呼吸，徐脈，ショックをみたら，心筋炎を疑え
- 心筋炎では胸痛はむしろ少ない（7〜18％）ものと心せよ
- 検査は経時的に追いかけるべし

Check！ WEB
1) 日本循環器学会：循環器病の診断と治療に関するガイドライン（2008年度合同研究班報告）．急性および慢性心筋炎の診断・治療に関するガイドライン（2009年改訂版）．2009
   http://www.j-circ.or.jp/guideline/pdf/JCS2009_izumi_h.pdf
   ↑**必読文献**．日本のガイドラインでよくまとまっている．

Check！ 文献
1) Ginsberg F & Parrillo JE：Fulminant myocarditis. Crit Care Clin, 29：465-483, 2013
   ↑**必読文献**．劇症型心筋炎のreview．診断，検査，治療に関して記載．劇症型は急激に悪化するため，発症がはっきりしている点がほかの心筋炎と違う．劇症型心筋炎は心筋炎のうち約10％（〜38％）を占める．

表2　これだけ知っとけウイルス性心筋炎！

症状　勘弁してほしいくらい非特異的．風邪なのにぐったりしていたら常に疑え！
発熱，悪寒，食欲低下
上気道炎症状，長引く咳嗽，息切れ，夜間呼吸困難
心窩部痛，嘔気・嘔吐，肝腫大　★胃腸炎と誤診するな！
胸痛，動悸　心臓の症状は10歳以上に多い

Red flag
発熱に比べて不釣り合いな頻脈・頻呼吸，反対に極端な徐脈も要注意
頸静脈怒張，ラ音，新規心雑音，capillary refill低下，ぐったり
呼吸：乳児＞60回/分，学童＞30回/分，思春期＞15回/分
ショック：収縮期血圧＜年齢×2＋90 mmHg

診断
心エコー：EF低下がカギ．求心性壁肥厚とびまん性壁運動低下は劇症型！
トロポニン：＜0.01 ng/mLなら除外．＞5 ng/mLなら心筋障害あり．その間は微妙
胸部X線：心拡大，肺うっ血，否定はできない．側面像で気管前縁ラインを伸ばして，そのラインが脊柱に交錯したら心拡大あり
ECG：非特異的，ST-T変化
心筋生検：重症なら早期に施行
心臓MRI：びまん性またはむらのある病変部位を描出できる．発症7日以降の方が描出しやすい

治療
全身管理，心不全の治療，（自己免疫性ならステロイドや免疫抑制薬）
劇症型では早めにECMO，LVAS，心臓移植

2) Canter CE & Simpson KE：Diagnosis and treatment of myocarditis in children in the current era. Circulation, 129：115-128, 2014

　　↑**必読文献**．心筋炎のreview．

3) Schmidt M, et al：Predicting survival after ECMO for refractory cardiogenic shock：the survival after veno-arterial-ECMO（SAVE）-score. Eur Heart J, 36：2246-2256, 2015
http://www.save-score.com/

　　↑ECMO（静脈-動脈ECMO）を使用しての心原性ショックの予後予測スコア．若年，体重（76〜89 kg），急性心筋炎，心臓移植，難治性心室頻拍/細動，拡張期血圧が高め，吸気時ピーク圧が低めの場合，ECMOを使うと予後がいい傾向にある．SAVE-scoreではROCは0.68．追試ではROCは0.90とよかった．心筋炎はむしろECMOでは予後をよくする傾向にある．

4) Dominguez F, et al：Update on Myocarditis and Inflammatory Cardiomyopathy: Reemergence of Endomyocardial Biopsy. Rev Esp Cardiol（Engl Ed）, 69：178-187, 2016

　　↑心筋炎の心筋生検のreview．確かにMRIの発達で心筋炎の診断は容易になってきたものの，細胞レベルで障害される自己免疫疾患や中毒による心筋炎は心筋生検が重要な役割を担っている．

5) Kantor PF, et al：Presentation, diagnosis, and medical management of heart failure in children：Canadian Cardiovascular Society guidelines. Can J Cardiol, 29：1535-1552, 2013
   ↑カナダの心不全のガイドライン．

6) Chen HS, et al：Corticosteroids for viral myocarditis. Cochrane Database Syst Rev,（10）：CD004471, 2013
   ↑ウイルス性心筋炎ではステロイドは無用の長物．

7) Robinson J, et al：Intravenous immunoglobulin for presumed viral myocarditis in children and adults. Cochrane Database Syst Rev,（5）：CD004370, 2015
   ↑免疫グロブリンもウイルス性心筋炎での出番はない．死亡率も減らさず，EFも改善しない．

8) Sinagra G, et al：Myocarditis in Clinical Practice. Mayo Clin Proc, 91：1256-1266, 2016
   ↑心筋炎を低リスク，中等度リスク，高リスクに分けて論説．心筋炎って結構診断されていないんだ．

9) Kotanidis CP, et al：Diagnostic Accuracy of Cardiovascular Magnetic Resonance in Acute Myocarditis：A Systematic Review and Meta-Analysis. JACC Cardiovasc Imaging, pii：S1936-878X（17）31182-8, 2018
   ↑22の文献のシステマティックレビュー．CMRでマッピングをしていくのは非常に有用である．ややこしい用語が山ほど出てきて，なかなかすんなりと理解するのは困難だなぁ．

研修医K

「心筋炎と心外膜炎って，すぐそばなのに症状は違うもんですか？」

心外膜炎の臨床症状

心外膜炎も感染性，非感染性がある．80〜90％は特発性であるというもののやはりウイルス性が圧倒的に多い．ウイルスに次いで多いのは細菌．細菌によるものは黄色ブドウ球菌が最も多いが，なかなか細菌はつかまらない．黄色ブドウ球菌のことを英語では「スタッフォーリアス」というが，Staph.（スタッフ）aureus（オーリアス）がつながって前述のような発音になる．スタフィロコッカス・アウレウスなんていう日本語英語とは似ても似つかないのが本物の発音なんだね．非感染性のものは，自己免疫性，癌，放射線治療，代謝性，内分泌性，外傷，心膜切開後症候群など．

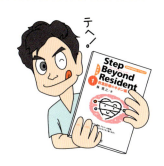

心筋炎と異なり，**心外膜炎の場合，胸痛（95％）**が中心症状となる．胸痛は胸膜痛のような鋭い痛みで，坐位前傾で軽減する．発熱（55％），嘔吐（32％）などもあり，消化器疾患と誤診しないようにしたい．心膜摩擦音，新規心嚢液貯留などが診断の手がかりとなる．

心外膜炎のECGは特徴的で〔下壁誘導でPR低下，上に凹のST上昇（Ⅱ誘導＞Ⅲ誘導），ミラーイメージなしなど〕…「改訂版 ステップ ビヨンド レジデント1 救急診療のキホン編 Part1」（羊土社，2017年）を読んでいただければ，あなたもパワーアップ間違いなし！テヘ！ほうら，その部分が読みたくなる，読みたくなるぅぅぅ．

治療はNSAIDsに加え，コルヒチンを使用することで症状を軽減させ，再発を50％減らすことができる．ステロイドは第二選択薬．予防治療をしないと30％が再発する．体温＞38℃，亜急性経過，大量心嚢液または心タンポナーデ，NSAIDs抵抗性では予後が悪い．

心外膜炎

- 心外膜炎は95％に鋭い胸痛あり．心筋炎は胸痛は20％以下しかない

- 治療はNSAIDsとコルヒチン

Check！文献

10) Ratnapalan S, et al：Children presenting with acute pericarditis to the emergency department. Pediatr Emerg Care, 27：581-585, 2011

　↑小児心外膜炎の後ろ向き研究．

11) Imazio M, et al：Evaluation and Treatment of Pericarditis：A Systematic Review. JAMA, 314：1498-1506, 2015

　↑必読文献．心外膜炎について非常によくまとまっている．Imazio先生はN Engl J Med（369：1522-1528, 2013）にも論文を出していますね．

12) Baksi AJ, et al：Arrhythmias in viral myocarditis and pericarditis. Card Electrophysiol Clin, 7：269-281, 2015

　↑やはり心筋炎は致死的心室性不整脈と関連が高く，心外膜炎は不整脈とはそれほど縁がない．ただ心外膜炎が心筋炎を合併すると話は別．治療は通常のものと同じ．

13) Selbst SM, et al：Adolescent Chest Pain—Is It the Heart？ Clin Pediatr Emerg Med, 12：289-300, 2011

　↑思春期の胸痛の鑑別診断を症例ベースで解説．

患者E　3歳　女児　　　　　　　　　　　　　ウイルス感染に細菌重感染

　風邪の治りが悪いと，発症6日目に救急外来を受診してきた．症状は上気道炎でよさそうだったが，いまいち元気がない．今度こそはと，研修医Kは心筋炎を探すのだが…．

研修医K

「風邪でぐったりしていたんで，心筋炎や髄膜炎を探したんですが，何もないんですよ．え？尿路感染ですか？」

風邪は万病の元

　昔の人はよく言ったもので，風邪は万病の元．確かに臨床症状はウイルス感染と合っていたとしても，元気がない場合は，細菌の重感染を疑う必要がある．ウイルスによっては細菌の定着や気道表皮細胞への吸着を促進する．また，ウイルスは貪食細胞を障害し免疫能を低下させる．HIVやサイトメガロウイルス，麻疹ウイルスは免疫能を低下させるので有名なウイルスだ．インフルエンザA型はバイオフィルムから肺炎球菌を遊離させる．ウイルスっていろんなところで細菌の繁殖や遊離を助けるっていう余計なことをしているんだ．マクロファージや好中球，サイトカインなどにさまざまな影響を与えて細菌感染を引き起こしやすくなる．

　インフルエンザの0.5〜6％は細菌性肺炎をきたしてくる．インフルエンザは心筋梗塞もきたしてくるんだ．いやぁインフルエンザって性質が悪いなぁと思っていると，パラインフルエンザ，アデノ，ヒトメタニューモ，RS，ライノ，コロナなどのウイルスだって二次性細菌性肺炎をきたすことがある．

　元気じゃない風邪は，きっと風邪以外に細菌もいるかもと検査を追加することも重要だ．5歳以下で長引く風邪は，少なくとも尿路感染は除外しておきたいね．

Check！文献

14) Brealey JC, et al：Viral bacterial co-infection of the respiratory tract during early childhood. FEMS Microbiol Lett, 362：pii：fnv062, 2015
　↑ウイルス感染がどのようにして細菌の重感染を起こしてくるかの機序がさまざま紹介されている．

15) Prasso JE, et al：Postviral Complications：Bacterial Pneumonia. Clin Chest Med, 38：127-138, 2017
　↑必読文献．やはりインフルエンザが最も細菌の重感染をきたしやすいんだよね．

16) Kwong JC, et al：Acute Myocardial Infarction after Laboratory-Confirmed Influenza Infection. N Engl J Med, 378：345-353, 2018
　↑なんとインフルエンザが流行ると心筋梗塞も増えるとな…．ゲゲェ！

患者F　8歳　男児　　　　　　　　　　　　　　　　　Bornholm病

　患者Fが胸痛を主訴に救急来院してきた．上気道炎の症状は確かにある．でも，ここは心筋炎や心外膜炎を除外しておかなくちゃと，研修医Mは心に決めた．

　心筋トロポニンも心エコーも完璧に正常．気胸，肺炎，肺塞栓もなし…っていうか，肺塞栓まで考えるのかっていうくらい頑張って鑑別を考えてみた．患者Fは結構胸を痛がるが，身体所見も何もひっかからなかった．神様，仏様，CT様にかけてCT撮影をしてみたが異常なし．縦郭気腫もなし．これは経時的にみないとダメなパターンか？とりあえず入院して様子をみることになった．

　そこへ上級医Hがやってきて，「あぁ，それはBornholm病だよね」．

研修医M

「ホムンクルスって，錬金術師がつくる人造人間では…え？ボルンホルム？」

表3　ウイルス性筋痛症

コクサッキーB	Bornholm病（前胸部，上腹部）
インフルエンザ	下腿
ヒトパレコ	大腿部，上腕部（四肢近位筋）

 風邪をひいて胸痛って？

1) ウイルス性筋痛症 (表3)

　ウイルス感染に伴う筋肉痛の強い疾患群をウイルス性筋痛症という．

　1999年に愛知県でコクサッキーBウイルスによる流行性筋痛症が多数報告されて一躍脚光を浴びた．心筋炎や心外膜炎，気胸，肺炎などの怖い疾患を除外したうえで診断すべき疾患だ．いわゆる夏風邪の代表である手足口病やヘルパンギーナを引き起こすエンテロウイルスの一種が原因．

　バルト海のデンマーク領ボルンホルム島での流行から「Bornholm病」と名付けられた．この疾患を知っているかどうかで心の余裕が違うってもの．**前胸部痛が出やすいのがBornholm病，インフルエンザは下腿の筋肉痛が多い．ヒトパレコウイルスは大腿部や上腕部の近位筋が痛くなることが多い**．

　Bornholm病は小児〜40歳くらいに多く，持続性の胸痛をきたし，その痛みは軽度から激痛までいろいろある．胸痛は深呼吸や体動で悪化する．

　ヒトパレコウイルス感染は四肢近位筋痛が100％に出現し，四肢の筋力低下（95.5％），発熱（86.4％），咽頭炎（68.2％），精巣痛（18.2％），痙攣（4.5％）を呈する（Clin Infect Dis, 47：358-363, 2008）．小児に多く，10歳以上は稀だが，成人でも起こりうる．

2) precordial catch syndrome

　ウイルス感染ではないが，precordial catch syndromeという疾患も知っておいて損はない．6〜19歳の小児期〜青年期に多く，**ビクッと非常に短時間（3秒〜3分）の刺すような胸痛（指さす範囲）が出現する**．深呼吸や体動により悪化し，やはり検査では異常は指摘できない．週に1〜2回経験し，安静時に出現するものの就寝時には出ない．原因不明で成長痛と考えられている．もちろん，肋間神経痛，帯状疱疹，胸郭異常，胸膜炎などを除外したうえで診断する．

小児の胸痛：知っておいて損はない！診断力を上げよう
- Bornholm病：ウイルス感染（コクサッキーBウイルス）で起こる前胸部痛（図）
- 原因不明のprecordial catch syndrome

Step Beyond Resident

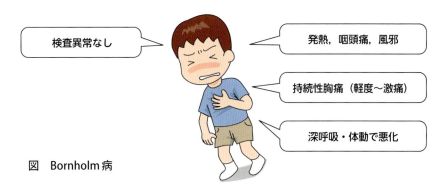

図　Bornholm病

No way！アソー！モジモジ君の言い訳
〜そんな言い訳聞き苦しいよ！
No more excuse！No way！アソー（Ass hole）！

×「えぇ〜！白血球もCRPも問題ないですし，明らかに風邪の症状ですよ．帰しちゃダメなんですか？」

→発熱に比べて異様に脈が速いのを見逃してはいけない．そもそもこんなにぐったりした風邪があるかってんだ！心筋炎では胸痛はそれほど訴えないんだ．ホラ，心エコーではヘロヘロの心臓が映っているじゃないか．ウイルス性心筋炎も劇症型は急変しちゃうぞ．

×「胃が痛いって嘔吐して，確かに発熱して変だとは思ったんですが…」

→心臓の痛みは放散痛として出るんだ．発熱して胃が痛いのなら，心臓由来と疑うべし．

×「いや胸部X線はきれいで心拡大もないんですけど…」

→心筋炎では胸部X線は役に立たない．心エコーの方がいいが，経時的変化を追うことの方が大事．

×「胸が痛いって言う発熱している小児がいるんですが，心筋炎も心外膜炎も気胸も肺炎も否定されてもう八方塞がりなんですが…」

→それこそBornholm病だよ．知ってるか知らないかで大違いだね．

林　寛之（Hiroyuki Hayashi）：福井大学医学部附属病院救急科・総合診療部

視聴率もそこそこ誇っていたドクターG（NHK）も，『大人の事情』でNHK上層部の鶴のひと声で昨年打ち切りになってしまった．研修医だってこんなに苦労して頑張ってるんだという姿を見せるにはいいと思ったんだけどね．今年は研修医がチャレンジするのではなく，視聴者にメッセージを届けるという新しい手法で復活した…といっても「ドクターGプラス」なんて安直な命名なのは気になったけれど…．7/14（土）21：00から放送になるので，ぜひ皆さんドクターGの復活応援メッセージをNHKに送ってくださいませ．

1986	自治医科大学卒業
1991	トロント総合病院救急部臨床研修
1993	福井県医務薬務課所属　僻地医療
1997	福井県立病院ER
2011	現職

日本救急医学会専門医・指導医
日本プライマリ・ケア連合学会認定指導医
日本外傷学会専門医
American College of Emergency Physicians
Licentiate of Medical Council of Canada

★後期研修医大募集中！気軽に見学にどうぞ！Facebook⇒福井大学救急部・総合診療部

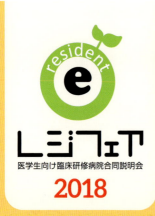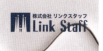

全国から厳選した
臨床研修病院が出展
キミにマッチする病院(ピース)を探そう！

2018年 eレジフェア開催予定

10/28(日) | **福岡開催**
福岡国際会議場

指導医・研修医とじっくり話せるから、病院見学につながる情報を得られる！
あなたの未来を決める、一日にしよう。

eレジフェアサイトで出展病院の情報を徹底公開中。動画メッセージも！　[レジフェア] [検索]
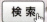

対岸の火事
研修医が知って得する日常診療のツボ
他山の石
中島 伸

他人の失敗を「対岸の火事」と笑い飛ばすもよし,「他山の石」と教訓にするのもよし. 研修医時代は言うに及ばず, 現在も臨床現場で悪戦苦闘している筆者が, 自らの経験に基づいた日常診療のツボを語ります.

その203
診断書を巡るあれこれ

ある日, 私が脳外科外来で診察をしていたときのことです. 突然, 総合診療科の外来担当の先生から電話がかかってきました.

総 診「時間外に研修医が診た患者さんですけど, その人が総診を受診したら私が診断書を書かないといけないのでしょうか？」

中 島「そんなん, 書いてあげたらええがな. ウチでは初期研修医が単独で診断書を書けないから, 誰かが代わりに書くことになっとるわけよ」

総 診「そうなんですか」

中 島「ちなみにどんな病気？」

総 診「病気じゃなくて外傷なんです」

彼女は外傷の診断書をあまり作成したことがないせいか, いささか及び腰のようでした. でも, 何事も経験です.

中 島「交通事故か何か？」

総 診「いえ, 喧嘩で殴られたらしいんです」

中 島「あれま. それで警察に出す診断書が必要なわけね」

総 診「そうなんですよ」

中 島「そしたら, とりあえず先生の方で診断書を作成してちょうだい. できたら電話してくれるかな, 僕がチェックするから」

総 診「わかりました」

とはいえ, 私自身, 誰かから診断書の作成法を習ったわけではなく, 周囲の人たちの書いたものを見て, よさそうな部分を取り入れてきただけです. しばらくすると「診断書ができました」という連絡があったので, 早速, 内容を確認しました（図1）.

よりよい診断書をめざして

ざっと見て, いくつか直すべき部分がありました（図2）. まず受傷機転です.
「平成30年〇月〇日, 殴られて受傷した」
とあります.

つい, 患者さんの言うとおりに書いてしまいがちですが, 殴られた場面を自分が見ていたわけでなければ, 事実ではなく伝聞になります. ですからそのような形で書かなくてはなりません.
「平成30年〇月〇日, 殴られて受傷したとのこと」
このように伝聞調で書くといいですね.

次に病院に搬入され, 担当医が診察・治療した日です.
「当院に搬入され, 診察・検査の後に上記の通り診断した」
おそらくは殴られた直後に来院されたのでしょうが, 午後11時30分頃に受傷した場合, 来院時には日付が変わってしまっていることも十分にありえます.
「同日, 当院に搬入され, 診察・検査の後に上記の通り診断した」
このように書けば, 受傷と診療が同一日であることがわかります.

最後にいわゆる「全治〇日」という部分です. この数字自体の正確性はあまり求められませんが, 記述の明瞭さは必要です.
「向後, 約7日間の安静加療を要する」
この場合, 受傷日を起点とするのか, 診断書作成

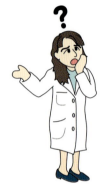

図1　修正前の診断書

日を起点とするのかが判然としません．
「受傷日より約7日間の安静加療を要する見込みである」
　未来のことは誰にも予想できないので，起点さえはっきりしていれば，いつ頃治る見込みであるかは曖昧であっても差し支えありません．

医学的判断に責任をもつ

総診「診断書1つにもいろいろあるのですね」
中島「大切なことは，事実と見解を区別することやな」
総診「なるほど」
中島「もうちょっと詳しく言うと，事実と区別する必要があるのは見解，伝聞，推測といったところや」
総診「ところで患者さんですけど，『こんなに痛いのに1週間くらいで治るわけないやろ』と言っておられるのですが，2週間に変更しておいてもいいですか？」
中島「先生がそう思うのやったら別に修正してもいいけどな．どのくらいで治るかはあくまでも医学的判断やろ？」
総診「そうです」
中島「医学的判断というのは医師だけができることなんやから，素人に言われたからといってフラフラと変更していたらみっともないよな」
総診「それもそうですね」

　別に自らのメンツにこだわる必要はありませんが，医学的判断は医師だけに許されているものであり，自分が責任をもって行うのだという気持ちはもっておきましょう．もちろん1週間で治らなかったら，その時点で変更して2週間なり3週間なりにすることも問題ありません．

患者さんの言い分は"事実"か？

総診「それとですね」

対岸の火事 他山の石

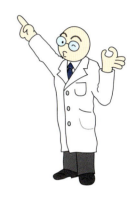

```
               診 断 書

   住所   大阪市北区○○町○丁目○-○
   氏名   ○田○彦
          昭和○年○月○日生  男性

   傷病名   頭部外傷


   平成30年○月○日，殴られて受傷したとのこと．同日，当院に搬入され，
   診察・検査の後に上記の通り診断した．受傷日より約7日間の安静加療を
   要する見込みである．（以下，余白）

   上記の通り診断します．

                         平成30年○月○日
                         大阪市中央区○○町○丁目○-○
                         ○○病院（公印）
                          医師  ○川○子（印）
                              公印なきものは無効
```

図2　修正後の診断書

中島「ほかに何か？」
総診「『翌日の朝8時半に総診に来たら診断書ができていると聞いて来たのに，まだできていないとはどういうことや！』と患者さんが言っているんです．まったく，研修医もいい加減なことを言わないでほしいですよ」
中島「それは単にその人が言っているだけのことで，先生が救急室で一緒になって研修医の説明を聞いていたわけやないやろ」
総診「ええ」
中島「だから事実やなくて伝聞やな．大方，『明日の朝に来てください』と言われたのをその患者さんが自分に都合よく記憶しただけのように思えるけどな」
総診「あっと，そうか．深い読みですね」
中島「性格を読むのも僕らの仕事のうちやで」
総診「なるほど」
中島「大切なことは，先生までイライラしたりしないことや．淡々と診断書を作成しようぜ」

　診断書作成も患者さんとの会話も，あらゆる場面で事実と見解（伝聞，推測）を区別することは基本中の基本です．読者の皆様も日常診療のなかで心掛けてください．きっと一皮むけた診療ができるはずです．

最後に1句

> 診断書　診療行為の　証明ぞ
> 　　　事実と見解　きっちり区別

中島　伸
（国立病院機構大阪医療センター脳神経外科・
　総合診療科）
著者自己紹介：1984年大阪大学卒業．
脳神経外科・総合診療科のほかに麻酔科，放射線科，救急などを経験しました．

Book Information

本当にわかる
精神科の薬 はじめの一歩 改訂版

具体的な処方例で経過に応じた
薬物療法の考え方が身につく！

編集／稲田 健
□ 定価（本体 3,300円＋税）　□ A5判　□ 285頁　□ ISBN978-4-7581-1827-9

- プライマリケアで役立つ向精神薬の使い方を，キホンに絞ってやさしく解説！
- 具体的な処方例で，薬の使い分け，効果や副作用に応じた用量調整，やめ時，減らし方，処方変更など処方のコツやポイントがわかる

好評書の改訂版！新薬追加，適応拡大を反映しアップデート

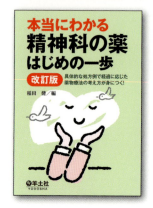

改訂第3版
ステロイドの選び方・使い方
ハンドブック

編集／山本一彦
□ 定価（本体 4,300円＋税）　□ B6判　□ 375頁　□ ISBN978-4-7581-1822-4

- 具体的な処方例・幅広い疾患の解説などいいところはそのままに，内容のアップデートを行い，新規項目を追加．
- 対応疾患は48！さらに充実の1冊となりました．

「ステロイドの実用書といえばこの1冊」の大好評書が改訂！

肺炎診療
―どう見極め，
まず何をすべきか

編集／青島正大
□ 定価（本体 3,800円＋税）　□ B5判　□ 159頁　□ ISBN978-4-7581-1811-8

- どのような検査を行うか？抗菌薬の選択は？…など，非呼吸器内科医が肺炎を診る際のポイントを専門医がやさしく解説！
- 一般内科医，総合診療医など，日常診療で肺炎を診る医師の必携書！

これだけは知っておきたい，診療のエッセンスを凝縮！

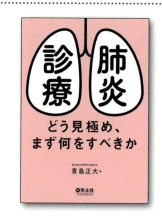

発行　羊土社 YODOSHA
〒101-0052　東京都千代田区神田小川町2-5-1　TEL 03(5282)1211　FAX 03(5282)1212
E-mail：eigyo@yodosha.co.jp
URL：www.yodosha.co.jp/

ご注文は最寄りの書店，または小社営業部まで

シリーズ 総合診療はおもしろい！
〜若手医師・学生による活動レポート

監修：一般社団法人日本プライマリ・ケア連合学会 医学生・若手医師支援委員会
吉本 尚，杉谷真季，三浦太郎

vol.59 総合診療後期研修で学ぶ内科

三戸 勉（千葉大学医学部附属病院 総合診療科／栃木医療センター 内科）

総合診療医のコアコンピテンシーの1つである「多様な場での診療ができること」の実践のために，内科研修における病棟，外来診療は必須です．私は千葉大学医学部附属病院総合診療科で内科研修を行い，外来と病棟研修を行いました．今回は総合診療の内科研修を中心とした研修について紹介します．

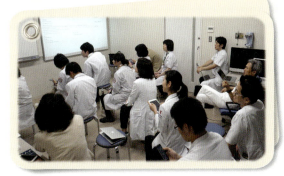

診断推論カンファレンスの様子

総合診療医における内科研修

内科での研修は病棟診療のトレーニングが中心となります．内科専攻医が各臓器に特化した診療を行うのに対して，総合診療医は臓器横断的な診療を行うため多彩な内科疾患を扱います．高齢者医療，癌や非癌患者（心不全，認知症など）の緩和ケアなど，さまざまな医学的問題へのトレーニングがつめるのも総合診療での内科研修の特徴です．また，入院をきっかけにアドバンス・ケア・プランニングをともに考えることや，患者さんをとりまく社会的背景（家族関係や介護状況など）を踏まえて，多職種の医療従事者や在宅医と連携し退院支援を行うスキルなど，超高齢者社会を迎えつつある現在になくてはならない能力も学ぶことができます．

総合診療医における外来診療

一方で，総合診療において重視すべき領域である外来診療は病棟診療のスキルでは対応できません．病院での内科外来では患者層や疾患層も診療所とは異なります．そのため，さまざまなセッティングに対応できることが要求される総合診療医は内科研修で病棟研修だけでなく，外来診療の研修を積むことも重要です．外来診療では，内科専門医と同様に臨床推論や診断エラー，disposition（帰宅か入院かなど適切な転帰の決定）を含めたマネジメントについて重点的に研修を行います．しかし，総合診療医の外来診療は臨床推論に還元するだけでとどまらせないのが内科専攻医との違いだと考えます．具体的には，さまざまな問題が複雑に絡み合った事例などを通じて，生物心理社会（BPS）モデルや多疾患併存（multimorbidity）のマネジメント，老年医学など家庭医に通ずるコンピテンシーも学ぶことができます．また，器質疾患と精神疾患の判別方法，difficult patient encounter（対応困難な患者）の診療スキル，患者受療行動を意識した行動科学についても精通できます．

家庭医療研修を終えて

千葉大学医学部附属病院（家庭医療プログラム）では外来研修を中心とした内科研修を行うことで，診断推論学と家庭医療学を融合させたスキルを修得でき，やり甲斐のある研修となりました．臨床推論のみでなく家庭医療学の理論を実践して，患者さんや家族の問題解決につながると大きな喜びを感じます．また，病棟研修では在宅をも診療の場とする総合診療医に必要な内科的知識の修得のみならず，良質な患者中心の医療を実践できる医師へのスキルアップを図る重要な機会でもあります．皆さんも，ぜひ総合診療医として内科を学んでみてください．

 本連載のバックナンバーをWEBでご覧いただけます
https://www.yodosha.co.jp/rnote/soushin/index.html

 初期研修医のための総合診療ポータルサイト
https://jpca-jrst.jimdo.com

特別掲載

初期研修医が英語で症例プレゼンテーション
「第4回 世界にはばたけ！大阪ER Seminar」

横山翔平，濱﨑健弥，髙端恭輔

2018年2月24日に大阪・梅田で「第4回 世界にはばたけ！大阪ER Seminar（大阪ERセミナー）」を開催しました．

大阪ERセミナーは初期研修医を対象に定期的に開催していて，今回は大阪大学医学部附属病院 高度救命救急センターの協力を得て，特別講師として米国より救急医を招待しました．また，国際化に対応することを意図して，英語を使用言語としています．

セミナー前半の症例報告では，初期研修医が実際に救急外来で経験した症例を英語でプレゼンテーションし，参加者と英語でディスカッションしました．今回は横山翔平先生（岸和田徳洲会病院）と濱﨑健弥先生（堺市立総合医療センター）に発表いただきました．

セミナー後半の特別講演では，米国にて救急医として活躍されているMelissa Fleegler先生（ニューメキシコ大学病院，ニューメキシコ州アルバカーキ市）に「Visual Diagnosis in Trauma Patients」をテーマとしてご講演いただきました．主に外傷患者の顔面の身体所見の写真を多くとり入れた講演だったため，英語に不慣れな参加者も理解しやすい内容となっていました．特別講演は大阪ERセミナーのFacebookページで無料公開予定なので，興味のある方はご参照願います．

今回，プレゼンターとして参加していただいた横山翔平先生と濱﨑健弥先生に症例の紹介や，プレゼンテーションの準備から発表までに感じたことを報告いただきました．

横山翔平先生より

私は「海水溺水に外傷性気胸を併発した一症例」を英語で発表しました．

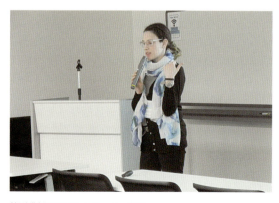

特別講師のMelissa Fleegler先生．

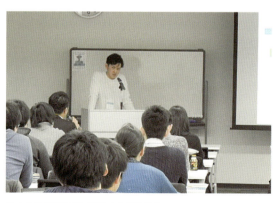

多くの参加者を前に発表する横山先生．

症例は70歳代男性で，既往に咽頭癌があり喉頭全摘されています．11月某日午前2時頃，自宅近くの漁港で釣りをしていた際に高さ3mほどの岸壁から海に転落し，当院に救急搬送されてきました．海中待機時間は20分程度．患者は永久気管孔があり，気管チューブが転落の衝撃で外れていました．搬入時所見ですが，発声なく気管切開孔が開存．SpO2：70％（RA），血圧223/85 mmHg，体温34.6℃で，身体所見では胸部に擦過傷を認め，胸部聴診では両側でwheezeを聴取しました．

今回この症例に対し，まずどのように気道管理を行うべきかを論点にあげ議論を行い，その後の経過を共有しました．実際の症例では気管孔から気管チューブを挿入し，酸素6 L/分を流すのみで呼吸管理しています．さらに動脈血液ガス分析では低酸素血症と乳酸アシドーシス所見があり，胸部CT所見では気胸と，両肺野にスリガラス像を認めていました．気胸を伴う溺水患者の全身管理，特に呼吸管理をどのように行うか，抗菌薬投与をどうするかを論点にあげ議論しました．

この症例のポイントは本来であれば溺水にならずにすんだかもしれないのに，気管支瘻のために正常な防御機構が働かなかった点と，外傷性気胸は保存的加療で90％が治癒するというデータ[1]に基づき保存的加療で増悪なく予防的抗菌薬も必要なかったという点です．エビデンスをもとに，必要十分な治療を経験したことがないような患者にどう適応させていくか，どう救命するかというのは救急の醍醐味です．救急の症例をじっくり考察すると，日々の疑問がより具体化され，明日からの救急診療へより積極的に臨めるような気がします．また学生や研修医中心に議論すると，皆が同じような悩みを抱えていると実感する一方，自分が気づかなかった意見が出てくることもあり，刺激になりました．

こうした院外の勉強会の機会は少なく，今回スライドをつくる際に学会形式で作成したのですが，医学生も多かったため，もう少しわかりやすい内容，さらにPBL（problem based learning：問題解決型学習）方式での症例提示をしたらよかったと発表を終えて感じました．また今回英語で発表するにあたって，いつもとは異なる言語を用いることで非常に苦労しました．いきなり海外の学会に繰り出すのはハードルが高く，こうした教育機会を設けていただいたことに非常に感謝しております．本当にありがとうございました．

濵﨑健弥先生より

私は自分が救急外来当直中に経験した症例を提示しました．「少量の黒色便・ショック」という病院前情報で救急搬送となった中年女性で，来院時の静脈血液ガスはHb 2.5 g/dL，pH 7.037，Lac 15.0 mmol/Lと著明な貧血と乳酸アシドーシスを認めた症例でした．経過から出血性ショックを疑い，輸液負荷を行いながら検査を進めていたところ，呼吸状態と循環動態が悪化してしまいました．その後，胸部X線やエコーの結果からうっ血性心不全と診断され，人工呼吸・濾過透析による心不全治療を行いました．入院後の精査で貧血の原因は，骨髄異形成症候群による慢性貧血であったことが判明しました．来院時は酸素運搬量の不足や心負荷によって危険な状態となっており，輸液負荷は適切な対応だったとはいえない症例でした．

「身体診察を大切にしてほしい」というメッセージを伝えるために，あえてこのような症例を選ばせていただきました．実は，この症例では来院時より呼気障害や外頸静脈怒張などの心不全を示唆する身体

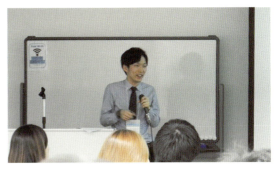

自身が経験した症例を発表する濵﨑先生．

特別掲載

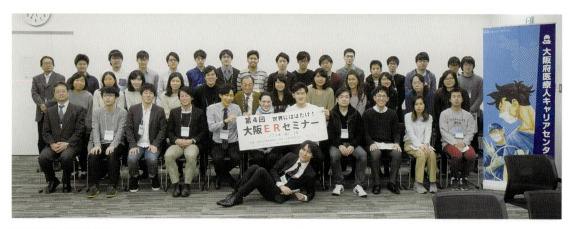

参加者全員での記念撮影．

所見を認めていました．病院前情報や血液検査結果から誤った方向に進んでしまったことに対して，自戒の念と「患者さん自身をしっかり診よう」という教訓を込めて発表を準備しました．

はじめての英語による発表で，スライド作成にも普段の何倍もの時間を要しました．また，英語での議論はとても難しく，英語を勉強する必要性を痛感しました．何よりも，参加する方に何かを学んでもらう症例を選定することはとても難しかったです．今回の発表を通じて，自分が経験した症例を深く考察すること，医療英語で自分の考えを表現すること，参加者にメッセージを伝えることを学ばせていただきました．日々の臨床業務ではこのような経験は得難く，大変勉強になりました．

最後に，私が研修する堺市立総合医療センターでは，伝統的に総合内科を中心として病歴聴取や身体診察を重視した診療が行われています．臓器別診療科の枠を越え，内科全体での症例検討会が毎日のように開かれ，活発な議論が（もちろん日本語で）交わされております．内科医として全身を診る力を身につけるには最適の環境だと思います．初期研修医，後期研修医ともに毎年募集しているので，気になった方は一度見学にいらしてください．

おわりに

大阪ERセミナーは大阪で働く若手救急医のキャリアプランを支援している大阪府医療人キャリアセンターと共催で運営しています．次回の開催は2018年秋頃を予定しています．関心のある先生方はお気軽に大阪府医療人キャリアセンター事務局（omscc@gh.opho.jp）までご連絡ください． （髙端恭輔）

文献

1) Walker SP, et al：Conservative Management in Traumatic Pneumothoraces：An Observational Study. Chest, 153：946-953, 2018

プロフィール

横山翔平（Shohei Yokoyama）
岸和田徳洲会病院 初期臨床研修医

濵﨑健弥（Kenya Hamazaki）
堺市立総合医療センター 内科統括部

髙端恭輔（Kyosuke Takahashi）
大阪大学大学院医学系研究科 救急医学講座／理化学研究所 生命機能科学研究センター 細胞極性統御研究チーム

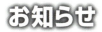

お知らせ

GIM Intensive Review 2018

General Mindをもった医学生と初期研修医のみなさん，今年も東京に集い，General Internal Medicine (GIM) を勉強しましょう！

【日　時】2018年8月4日（土）午前11時30分〜
　　　　　5日（日）午後4時40分
【場　所】東京国際フォーラム ガラス棟 4階
　　　　　東京都千代田区丸の内3-5-1
【対　象】総合診療を志す医学生・初期研修医 定員48名
【募集開始】2018年6月15日〜
【参加費】医学生無料，初期研修医10,000円
【お申し込み要領】http://www.resident.bz へアクセスしてください．
【お問い合わせ先】E-mail：ikyoku@hospital.asahi.chiba.jp
　　　　　　　　　Phone：0479-63-8111
　　　　　　　　　総合病院国保旭中央病院臨床教育センター 髙木

〈8月4日　PROGRAM〉
◆さよなら腱反射 〜神経「観察」との出会い〜（池田正行）
◆体液・電解質・酸塩基のクリニカル・パール（柴垣有吾）
◆感染症診療 個人レベルと病院レベルで考えるべきこと：抗菌薬を適切に使う（本田 仁）
◆しびれいろいろ②（塩尻俊明）
◆ベッドサイドから学ぶ（喜舎場朝雄）
◆入院患者の発熱へのアプローチ（本郷偉元）

〈8月5日　PROGRAM〉
◆百聞は一見に如かず（鈴木富雄）
◆旭フィジカルクラブ 〜好きになる♡心音〜（平島 修）
◆水戸協同病院闘魂外来 〜病歴は裏切らない〜（小林裕幸）
◆ERにおける敗血症性患者の診方（坂本 壮）
◆救急における画像検査の基本と落とし穴（舩越 拓）
◆先生，意識が悪いこどもが来てます！（小林宏伸）

【主　催】総合病院国保旭中央病院

◆ 研修医募集広告掲載のご案内 ◆

「レジデントノート」を
初期・後期研修医募集にご利用下さい！

お陰様で大変多くの研修医・医学生の方にご愛読いただいている小誌は，人材募集のための媒体としても好評をいただき，

* 「レジデントノートに載せた広告で，良い人材を採用できた」
* 「募集についての問い合わせが増えた」

といった声を多数いただいております．

◆

広告サイズは，1/2ページ・1ページがございます．本誌前付・後付広告をご参照下さい．

なお，本誌に出稿していただくと，サービスとして小社のメール配信（メディカル ON-LINE）やホームページにも広告内容を掲載しますのでさらに効果的！

初期研修医・後期研修医の採用活動の本格化に備えぜひご検討下さい．

詳しくは下記までお気軽にお問合せ下さい

■ TEL　：03-5282-1211　■ FAX：03-5282-1212
■ メール：ad-resi@yodosha.co.jp
■ 郵便：〒101-0052 東京都千代田区神田小川町2-5-1
　　　　株式会社 羊土社 営業部担当：菅野（かんの）

「研修医の気持ち」は読者である研修医の先生方の一言を掲載するコーナーです．「患者さんから御礼を言われた」といった嬉しい気持ち，「今，こんな研修をしています」などの紹介，レジデントノートへの感想やコメント…など，あなたの感動や経験をレジデントノートに載せてみませんか？
　レジデントノートホームページの投稿フォーム，E-mail またはご郵送にてご応募ください！

【投稿規定】
文字数：100〜200字程度
内容：研修中に感動したことや体験したこと，小誌バックナンバーに関する感想やコメントなど
謝礼：掲載誌1冊＋お好きなバックナンバー（月刊）1冊
　　※ 応募多数の場合，掲載までお時間をいただくことがあります
　　※ 掲載の採否に関しては編集部にて判断させていただきます．あらかじめご了承ください

【応募方法】（ご応募は随時受け付けます）
1. レジデントノートホームページ
　下記URLの投稿フォームに，① 年次，ペンネーム，掲載本文，② メールアドレスをご入力ください．
　www.yodosha.co.jp/rnote/feeling/

2. E-mailまたはご郵送
　①〜④を明記のうえ，【応募先】へご応募ください．
　① お名前，ご所属，年次（必要であればペンネーム）
　② ご連絡先（ご住所およびメールアドレス）
　③ お好きなバックナンバー1冊（掲載誌とともにお送りします）
　④ 掲載本文（投稿規定をご確認ください）

【応募先】
ご郵送：
〒101-0052 東京都千代田区神田小川町2-5-1
　　　　株式会社 羊土社　レジデントノート編集部
　　　　「研修医の気持ち」係
E-mail：rnote@yodosha.co.jp

実験医学

メディカルサイエンスの最新情報と医療応用のいまがわかる

年間購読は随時受付！
※ 送料サービス（海外からのご購読は送料実費となります）

- 通常号（月刊） ：定価（本体24,000円＋税）
- 通常号（月刊）＋WEB版（月刊） ：定価（本体28,800円＋税）
- 通常号（月刊）＋増刊 ：定価（本体67,200円＋税）
- 通常号（月刊）＋増刊＋WEB版（月刊） ：定価（本体72,000円＋税）

1. 医学分野の主要テーマをより早く，より深くお届けします！
2. 基礎と臨床の繋がりを意識した誌面作り
3. 誌面とウェブから，さらに充実のコンテンツを発信

実験医学onlineをご覧ください！
英語・統計・インタビュー動画などいますぐ見られるコンテンツ満載

www.yodosha.co.jp/jikkenigaku/

月刊　生命科学と医学の最先端総合誌

月刊　毎月1日発行　B5判　定価（本体2,000円＋税）

特集テーマ

2018年
- 2月号　「病は気から」の謎に迫る Neuroimmunology
- 3月号　再発見！MYCの多機能性
- 4月号　一次繊毛の世界
- 5月号　クライオ電子顕微鏡で見えた生命のかたちとしくみ
- 6月号　がんは免疫系をいかに抑制するのか
- 7月号　次世代抗体医薬の衝撃

好評連載

- 創薬に懸ける
- Update Review
- 挑戦する人
- カレントトピックス
- ラボレポート ……ほか，充実の連載多数！

増刊　各研究分野を完全網羅した最新レビュー集！

増刊　年8冊発行　B5判　定価（本体5,400円＋税）

注目の最新刊！

Vol.36 No.10 （2018年6月発行）

脂質クオリティ
生命機能と健康を支える脂質の多様性

編集／有田　誠

好評既刊

Vol.36 No.7 （2018年4月発行）

超高齢社会に挑む
骨格筋のメディカルサイエンス
筋疾患から代謝・全身性制御へと広がる筋研究を、健康寿命の延伸につなげる

編集／武田伸一

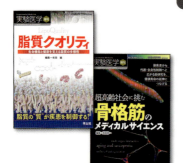

発行　羊土社 YODOSHA
〒101-0052　東京都千代田区神田小川町2-5-1　TEL 03(5282)1211　FAX 03(5282)1212
E-mail：eigyo@yodosha.co.jp
URL：www.yodosha.co.jp

ご注文は最寄りの書店，または小社営業部まで

Book Information

小児リウマチ性疾患の診断基準と治療指針を示した初めての診療の手引き

若年性皮膚筋炎（JDM）
診療の手引き　2018年版

編集／厚生労働科学研究費補助金 難治性疾患等政策研究事業 若年性特発性関節炎を主とした小児リウマチ性疾患の診断基準・重症度分類の標準化とエビデンスに基づいたガイドラインの策定に関する研究班　若年性皮膚筋炎分担班
協力／日本小児リウマチ学会，日本リウマチ学会

□ 定価(本体 4,000円+税)　□ A4判　□ 125頁　□ ISBN978-4-7581-1835-4

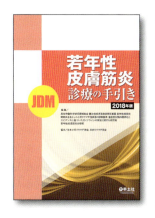

小児期シェーグレン症候群（SS）
診療の手引き　2018年版

編集／厚生労働科学研究費補助金 難治性疾患等政策研究事業 若年性特発性関節炎を主とした小児リウマチ性疾患の診断基準・重症度分類の標準化とエビデンスに基づいたガイドラインの策定に関する研究班　シェーグレン症候群分担班
協力／日本小児リウマチ学会，日本リウマチ学会
監修／日本シェーグレン症候群学会

□ 定価(本体 2,200円+税)　□ A4判　□ 62頁　□ ISBN978-4-7581-1836-1

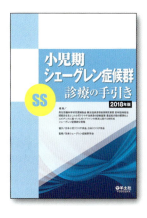

小児全身性エリテマトーデス（SLE）
診療の手引き　2018年版

編集／厚生労働科学研究費補助金 難治性疾患等政策研究事業 若年性特発性関節炎を主とした小児リウマチ性疾患の診断基準・重症度分類の標準化とエビデンスに基づいたガイドラインの策定に関する研究班　小児SLE分担班
協力／日本小児リウマチ学会，日本リウマチ学会

□ 定価(本体 2,200円+税)　□ A4判　□ 53頁　□ ISBN978-4-7581-1837-8

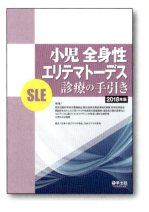

発行　羊土社 YODOSHA
〒101-0052　東京都千代田区神田小川町2-5-1　TEL 03(5282)1211　FAX 03(5282)1212
E-mail：eigyo@yodosha.co.jp
URL：www.yodosha.co.jp/

ご注文は最寄りの書店，または小社営業部まで

レジデントノート Back Number

大好評発売中！

プライマリケアと救急を中心とした総合誌

定価（本体2,000円＋税）

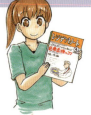

お買い忘れの号はありませんか？
すべての号がお役に立ちます！

2018年7月号（Vol.20 No.6）

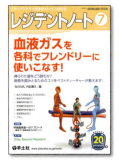

血液ガスを各科でフレンドリーに使いこなす！

得られた値をどう読むか？
病態を掴みとるためのコツをベストティーチャーが教えます！

編集／古川力丸，丹正勝久

2018年6月号（Vol.20 No.4）

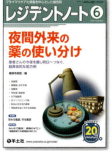

夜間外来の薬の使い分け

患者さんの今夜を癒し明日へつなぐ、超具体的な処方例

編集／薬師寺泰匡

2018年5月号（Vol.20 No.3）

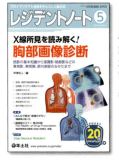

X線所見を読み解く！胸部画像診断

読影の基本知識から浸潤影・結節影などの異常影、無気肺、肺外病変のみかたまで

編集／芦澤和人

2018年4月号（Vol.20 No.1）

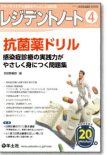

抗菌薬ドリル

感染症診療の実践力がやさしく身につく問題集

編集／羽田野義郎

2018年3月号（Vol.19 No.18）

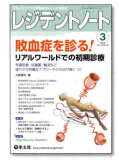

敗血症を診る！リアルワールドでの初期診療

早期診断・抗菌薬・輸液など速やかで的確なアプローチの方法が身につく

編集／大野博司

2018年2月号（Vol.19 No.16）

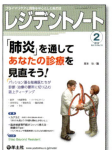

「肺炎」を通してあなたの診療を見直そう！

パッション漲る指導医たちが診断・治療の要所に切り込む誌上ティーチング

編集／坂本 壮

Back Number

2018年1月号 (Vol.19 No.15)

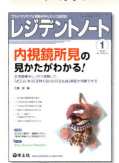

内視鏡所見の見かたがわかる！

正常画像をしっかり理解して、「どこ」にある「どれくらい」の「どんな」病変か判断できる

編集／大圃 研

2017年12月号 (Vol.19 No.13)

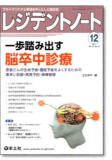

一歩踏み出す脳卒中診療

患者さんの生命予後・機能予後をよくするための素早い診断・再発予防・病棟管理

編集／立石洋平

2017年11月号 (Vol.19 No.12)

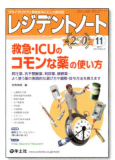

救急・ICUのコモンな薬の使い方

昇圧薬、抗不整脈薬、利尿薬、鎮静薬…よく使う薬の実践的な選び方や調整・投与方法を教えます

編集／志馬伸朗

通巻250号

2017年10月号 (Vol.19 No.10)

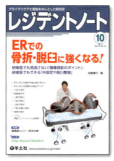

ERでの骨折・脱臼に強くなる！

研修医でも見逃さない「画像読影のポイント」、研修医でもできる「外固定や脱臼整復」

編集／田島康介

2017年9月号 (Vol.19 No.9)

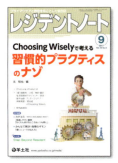

Choosing Wiselyで考える習慣的プラクティスのナゾ

編集／北 和也

2017年8月号 (Vol.19 No.7)

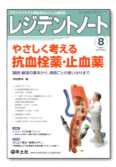

やさしく考える抗血栓薬・止血薬

凝固・線溶の基本から、病態ごとの使い分けまで

編集／神田善伸

以前の号はレジデントノートHPにてご覧ください ▶ www.yodosha.co.jp/rnote/

バックナンバーのご購入は，今すぐ！

- お近くの書店で：レジデントノート取扱書店
  （小社ホームページをご覧ください）
- ホームページから
  www.yodosha.co.jp
- 小社へ直接お申し込み
  TEL 03-5282-1211（営業）
  FAX 03-5282-1212

※年間定期購読もおすすめです！

レジデントノート 電子版バックナンバー

現在市販されていない号を含む，レジデントノート月刊 既刊誌の創刊号～2014年度発行号までを，電子版（PDF）にて取り揃えております。

・購入後すぐに閲覧可能　・Windows/Macintosh/iOS/Android 対応

詳細はレジデントノートHPにてご覧ください

増刊 レジデントノート

1つのテーマをより広くより深く

□ 年6冊発行 □ B5判

Vol.20 No.5 増刊（2018年6月発行）
循環器診療のギモン、百戦錬磨のエキスパートが答えます！
救急、病棟でのエビデンスに基づいた診断・治療・管理

編集／永井利幸

☐ 定価（本体4,700円＋税）
☐ ISBN978-4-7581-1609-1

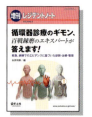

Vol.20 No.2 増刊（2018年4月発行）
電解質異常の診かた・考え方・動き方
緊急性の判断からはじめるFirst Aid

編集／今井直彦

☐ 定価（本体4,700円＋税）
☐ ISBN978-4-7581-1606-0

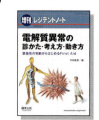

Vol.19 No.17 増刊（2018年2月発行）
小児救急の基本
「子どもは苦手」を克服しよう！
熱が下がらない、頭をぶつけた、泣き止まない、保護者への説明どうする？など、あらゆる「困った」の答えがみつかる！

編集／鉄原健一

☐ 定価（本体4,700円＋税）
☐ ISBN978-4-7581-1603-9

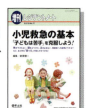

Vol.19 No.14 増刊（2017年12月発行）
主治医力がさらにアップする！
入院患者管理パーフェクト Part2
症候対応、手技・エコー、栄養・リハ、退院調整、病棟の仕事術など、超必須の31項目！

編集／石丸裕康、森川 暢

☐ 定価（本体4,700円＋税）
☐ ISBN978-4-7581-1597-1

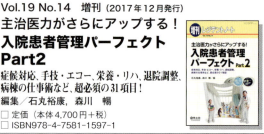

Vol.19 No.11 増刊（2017年10月発行）
糖尿病薬・インスリン治療 知りたい、基本と使い分け
経口薬？インスリン？薬剤の特徴を掴み、血糖管理に強くなる！

編集／弘世貴久

☐ 定価（本体4,700円＋税）
☐ ISBN978-4-7581-1594-0

Vol.19 No.8 増刊（2017年8月発行）
いざというとき慌てない！
マイナーエマージェンシー
歯が抜けた、ボタン電池を飲んだ、指輪が抜けない、ネコに咬まれたなど、急患の対応教えます！

編集／上山裕二

☐ 定価（本体4,700円＋税）
☐ ISBN978-4-7581-1591-9

Vol.19 No.5 増刊（2017年6月発行）
主訴から攻める！救急画像
内因性疾患から外傷まで、すばやく正しく、撮る・読む・動く！

編集／舩越 拓

☐ 定価（本体4,700円＋税）
☐ ISBN978-4-7581-1588-9

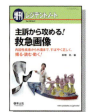

Vol.19 No.2 増刊（2017年4月発行）
診断力を超強化！症候からの内科診療
フローチャートで見える化した思考プロセスと治療方針

編集／徳田安春

☐ 定価（本体4,700円＋税）
☐ ISBN978-4-7581-1585-8

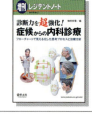

Vol.18 No.17 増刊（2017年2月発行）
神経内科がわかる、好きになる
今日から実践できる診察・診断・治療のエッセンス

編集／安藤孝志，山中克郎

☐ 定価（本体4,700円＋税）
☐ ISBN978-4-7581-1582-7

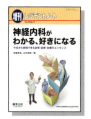

Vol.18 No.14 増刊（2016年12月発行）
救急・病棟での悩み解決！
高齢者診療で研修医が困る疑問を集めました。

編集／関口健二，許 智栄

☐ 定価（本体4,500円＋税）
☐ ISBN978-4-7581-1579-1

発行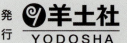
〒101-0052 東京都千代田区神田小川町2-5-1 TEL 03(5282)1211 FAX 03(5282)1212
E-mail：eigyo@yodosha.co.jp
URL：www.yodosha.co.jp/

ご注文は最寄りの書店，または小社営業部まで

レジデントノート 次号 9月号 予告
(Vol.20 No.9) 2018年9月1日発行

特集

研修医でも対応すべき 病棟での皮膚トラブル
(仮題)

編集／田口詩路麻（水戸協同病院 皮膚科）

"皮膚が赤くなった"，"おむつを当てていたらかぶれた"など，病棟で遭遇する患者さんの皮膚の異常．皆さんはどのように対応していますか？ 疑問・悩みを抱きながら，日々の業務にあたっている方も多いのではないでしょうか．
9月号では，よく遭遇する"病棟での皮膚トラブル"ごとに，研修医ができる対応や治療，専門医に診てもらう状況・タイミングなどをご解説いただきます．

1) 【総論】皮膚診療の基本 …………………………………………… 田口詩路麻
2) 皮膚が赤くなった！ ……………………………………………………… 渡辺 玲
3) 皮膚がかゆい！ ……………………………………………… 大矢和正，石井良征
4) "水ぶくれ"ができてしまった！ ……………………………………… 田口詩路麻
5) "褥瘡"ができてしまいました！ ……………………………………… 安田正人
6) 点滴中に腕が腫れた！ ………………………………………………… 伊藤周作
7) おむつを当てていたらかぶれた！ ……………………………………… 小林桂子
8) 手足がガサガサしている！ …………………………………………… 神﨑美玲
9) 片足が腫れている！ …………………………………………………… 盛山吉弘
10) 背中の"しこり"が痛い！ …………………………………………… 石塚洋典

連載

● よく使う日常治療薬の正しい使い方
　「伝統的な抗血栓薬の正しい使い方」(仮題)
　　………………… 後藤信哉（東海大学医学部内科学系 循環器内科）

● みんなで解決！ 病棟のギモン
　「2型糖尿病患者の外科手術，また糖尿病依頼か」(仮題)
　　………………………………… 吉藤 歩（東京都済生会中央病院 内科）

その他

● 「レジデントノート」へのご感想・ご意見・ご要望をお聞かせください！
読者の皆さまからのご意見を誌面に反映させ，より日常診療に役立つ誌面作りをしていきたいと存じております．小社ホームページにてアンケートを実施していますので，ぜひご意見をお寄せください．アンケートにお答え下さった方のなかから抽選でプレゼントも実施中です！

編集幹事 (五十音順)

飯野靖彦 (日本医科大学名誉教授)

五十嵐徹也 (茨城県病院事業管理者)

坂本哲也 (帝京大学医学部 救命救急センター教授)

奈良信雄 (順天堂大学医学部 特任教授, 東京医科歯科大学 特命教授)

日比紀文 (学校法人 北里研究所 北里大学 大学院医療系研究科 特任教授)

山口哲生 (東京メディサイトクリニック)

編集委員 (五十音順)

石丸裕康 (天理よろづ相談所病院 総合診療教育部・救急診療部)

一瀬直日 (赤穂市民病院 内科・在宅医療部)

大西弘高 (東京大学大学院医学系研究科 医学教育国際研究センター)

川島篤志 (市立福知山市民病院 研究研修センター・総合内科)

香坂 俊 (慶應義塾大学 循環器内科)

柴垣有吾 (聖マリアンナ医科大学病院 腎臓・高血圧内科)

畑 啓昭 (国立病院機構京都医療センター 外科)

林 寛之 (福井大学医学部附属病院 総合診療部)

堀之内秀仁 (国立がん研究センター中央病院 呼吸器内科)

レジデントノート購入のご案内

これからも臨床現場での「困った!」「知りたい!」に答えていきます!

年間定期購読 (送料無料)

● 通常号 (月刊 2,000円×12冊)
 ‥‥‥‥‥ 定価 (本体 24,000円+税)

● 通常号+増刊号
 (月刊 2,000円×12冊+増刊 4,700円×6冊)
 ‥‥‥‥‥ 定価 (本体 52,200円+税)

● 通常号+ WEB版 ※1
 ‥‥‥‥‥ 定価 (本体 27,600円+税)

● 通常号+ WEB版 ※1 +増刊号
 ‥‥‥‥‥ 定価 (本体 55,800円+税)

※1 WEB版は通常号のみのサービスとなります
※2 海外からのご購読は送料実費となります

便利でお得な
年間定期購読を
ぜひご利用ください!

✓送料無料※2
✓最新号がすぐ届く!
✓お好きな号から
 はじめられる!
✓WEB版で
 より手軽に!

下記でご購入いただけます

● お近くの書店で
 レジデントノート取扱書店 (小社ホームページをご覧ください)
● ホームページから または 小社へ直接お申し込み
 www.yodosha.co.jp/
 TEL 03-5282-1211 (営業) FAX 03-5282-1212

◆ 編集部より ◆

　先月, 米国内科学会日本支部2018 (於・京都大学) に参加した際, 本特集編者・山田徹先生をはじめとした先生方が主催の「POCUS」ワークショップを見学させていただきました. 標準化された判断基準がエコーの実演とともにわかりやすく紹介されており, POCUSが研修医や非専門医の先生にとって "とっつきやすい" エコーであるということを改めて感じました. POCUSという言葉にまだ馴染みのない方もおられるかもしれませんが, 本特集でPOCUSに触れ, 自分でもエコーを当ててみよう, とチャレンジしていただけましたら幸いです. スマートフォンやPCで閲覧できるエコー動画もお役立てください!　　　　　　　(清水)

レジデントノート

Vol. 20 No. 7 2018 〔通巻263号〕
2018年8月1日発行 第20巻 第7号
ISBN978-4-7581-1611-4
定価 本体2,000円+税 (送料実費別途)

年間購読料
　24,000円+税 (通常号12冊, 送料弊社負担)
　52,200円+税 (通常号12冊, 増刊6冊, 送料弊社負担)
郵便振替 00130-3-38674

© YODOSHA CO., LTD. 2018
　Printed in Japan

発行人	一戸裕子
編集人	久本容子
副編集人	保坂早苗
編集スタッフ	田中桃子, 遠藤圭介, 清水智子 伊藤 駿, 西條早絢
広告営業・販売	菅野英昭, 加藤 愛, 中村恭平
発行所	株式会社 羊 土 社 〒101-0052 東京都千代田区神田小川町2-5-1 TEL 03 (5282) 1211 / FAX 03 (5282) 1212 E-mail eigyo@yodosha.co.jp URL www.yodosha.co.jp/
印刷所	株式会社 平河工業社
広告申込	羊土社営業部までお問い合わせ下さい.

本誌に掲載する著作物の複製権・上映権・譲渡権・公衆送信権 (送信可能化権を含む) は (株) 羊土社が保有します.
本誌を無断で複製する行為 (コピー, スキャン, デジタルデータ化など) は, 著作権法上での限られた例外 (「私的使用のための複製」など) を除き禁じられています. 研究活動, 診療を含み業務上使用する目的で上記の行為を行うことは大学, 病院, 企業などにおける内部的な利用であっても, 私的使用には該当せず, 違法です. また私的使用のためであっても, 代行業者等の第三者に依頼して上記の行為を行うことは違法となります.

JCOPY <(社) 出版者著作権管理機構 委託出版物> 本誌の無断複写は著作権法上での例外を除き禁じられています. 複写される場合は, そのつど事前に, (社) 出版者著作権管理機構 (TEL 03-3513-6969, FAX 03-3513-6979, e-mail : info@jcopy.or.jp) の許諾を得てください.

◎救急診療のポイントを押さえた初期研修医・救急に携わる若手医師、必携のマニュアル

救急レジデントマニュアル 第6版

監修　堀　進悟
編集　佐々木淳一

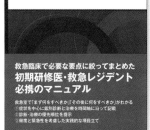

①症状から鑑別診断と治療を時間軸に沿って記載、②診断・治療の優先順位を提示、③頻度と緊急性を考慮した項目立て、④教科書的な記述は思い切って省略し救急診療のポイントに絞った内容で、救急室で「まず何をすべきか」「その後に何をすべきか」がわかる！

●B6変型　頁592　2018年　定価：本体4,800円＋税　[ISBN978-4-260-03539-2]

◎悩める研修医、コメディカルスタッフに捧げる！　救急診療の新バイブル

京都ER ポケットブック

編集　洛和会音羽病院救命救急センター・京都ER
責任編集　宮前伸啓
執筆　荒　隆紀

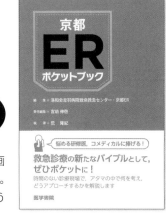

救急車で搬送された患者の緊急対応、ウォークイン患者の問診、検査治療計画……上級医はごく短時間でこれらを組み立て解決し、フィードバックまでこなす。研修医時代の荒　隆紀医師の問題意識から生まれた書。上級医は頭の中でこう考えこうアプローチしている！

●A6　頁408　2018年　定価：本体3,500円＋税　[ISBN978-4-260-03454-8]

◎小さなサイズからは想像できない膨大な臨床情報をコンパクトにまとめた救急マニュアル

タラスコン救急 ポケットブック

原著　Hamilton RJ et al／監訳　舩越　拓・本間洋輔・関　藍

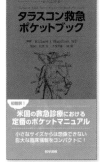

膨大な臨床情報をわかりやすく簡潔に記載し、海外で高い人気を誇るポケットマニュアル。救急で遭遇する多くの疾病のクリニカルプレディクションルール（CPR）やガイドラインを網羅し、要所にリファレンスを掲載。エビデンスに基づいた診療方針をコンパクトに提示。

●A6変型　頁320　2018年　定価：本体2,600円＋税　[ISBN978-4-260-03547-7]

医学書院　〒113-8719　東京都文京区本郷1-28-23　[WEBサイト] http://www.igaku-shoin.co.jp
[販売・PR部] TEL：03-3817-5650　FAX：03-3815-7804　E-mail：sd@igaku-shoin.co.jp

新 小児薬用量
改訂第8版

東京大学医学部小児科教授
岡　明
慶應義塾大学薬学部元教授
木津　純子
編集

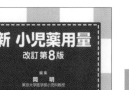

3年ごとに改訂される「小児薬用量」本の最新版．見やすい見開きの構成は旧版から引き継ぎつつ，今回の改訂では大幅にページ数を増加．舌下免疫療法薬を追加し，見返し付録に小児への薬の飲ませ方も掲載した．小児医療に関わる医師・薬剤師に使い込んでほしいポケットブックである．

□A6変型判　640頁
定価（本体3,200円+税）
ISBN978-4-7878-2310-6

■目次

序
凡例
体重(kg)，体表面積(m2)，および用量
(成人量に対する％)の関係

1. 抗菌薬
2. 抗ウイルス薬
3. 抗真菌薬
4. 抗結核薬
5. 駆虫薬
6. 抗ヒスタミン薬
7. 鎮咳去痰薬
8. 解熱薬
9. 健胃消化薬
10. 止痢・整腸薬
11. 下剤・浣腸薬郎
12. 鎮吐薬
13. 消化性潰瘍薬
14. 肝胆膵疾患用薬
15. 気管支喘息治療薬
16. 抗アレルギー薬(1)
17. 抗アレルギー薬(2)
18. リウマチ・膠原病薬
19. 免疫抑制薬
20. 免疫グロブリン
21. 強心薬
22. 抗不整脈薬
23. 昇圧薬
24. 降圧薬
25. 血管拡張薬
26. 利尿薬
27. その他の心臓脈管薬
28. 呼吸促進薬
29. 救急蘇生薬
30. 抗血栓薬
31. 止血薬
32. 造血薬
33. 鎮静催眠薬
34. 抗てんかん薬
35. 自律神経薬
36. 中枢神経興奮薬・抗うつ薬など
37. 抗精神病薬・精神安定薬
38. 脳循環代謝改善薬・神経疾患治療薬
39. 鎮痛薬
40. 麻酔薬
41. 筋弛緩薬
42. ホルモン薬(1)(ペプチドホルモンなど)
43. ホルモン薬(2)(ステロイドホルモンなど)
44. 解毒薬・代謝系薬
45. 抗腫瘍薬
46. 新生児用薬
47. ビタミン
48. 輸液用電解質液(電解質補正薬を含む)
49. 内服用電解質薬
50. 高カロリー輸液
51. 腹膜透析液
52. 漢方薬
53. トローチなど口腔用薬
54. 坐剤
55. 耳鼻咽喉科用薬
56. 眼科用薬
57. 軟膏・クリーム・外用薬
58. 造影剤
59. 負荷試験用薬
60. 特殊ミルク
61. ワクチン

索引
小児のALS
年齢別体重平均値/小児への薬の飲ませ方
元素の周期表
緊急薬早見表

 診断と治療社

〒100-0014　東京都千代田区永田町2-14-2山王グランドビル4F
電話　03(3580)2770　FAX 03(3580)2776
http://www.shindan.co.jp/
E-mail:eigyobu@shindan.co.jp

POC心エコーマニュアル

たったこれだけ！ベッドサイドで迅速な診断につなげる心エコー法を伝授！

Point of Careで症状から考える
心臓超音波検査

著　柴山謙太郎　東京ベイ・浦安市川医療センター
　　　　　　　　循環器内科医長／心血管イメージング教育プログラムディレクター
　　舩越　拓　　東京ベイ・浦安市川医療センター
　　　　　　　　救急集中治療科救急外来部門部長／IVR科科長
監修　渡辺　弘之　東京ベイ・浦安市川医療センター
　　　　　　　　ハートセンター長

好評発売中

ポケット判・122頁・4色刷
定価（本体**2,500円**+税）
ISBN978-4-8306-1942-7

☆心エコー検査は超音波検査の中でも難易度の高い検査法であるが，必要最低限の断面を撮るだけでも診断に大きく近づく検査法でもある．
☆救急や外来の診療現場で，聴診器のようにエコープローブを持ち，本書に提示した断面を1，2枚撮るだけで次ぎの処置への迅速な判断が可能となる．
☆緊急性の高い循環器疾患に対して，Point of Careで使う心エコーは心強いアイテムとなる．
☆現場に則した内容構成で，白衣ポケットに必携の1冊．

文光堂　http://www.bunkodo.co.jp　〒113-0033 東京都文京区本郷7-2-7　tel.03-3813-5478/fax.03-3813-7241

Book Information

大圃流 消化器内視鏡の介助・ケア

発行　羊土社

新刊

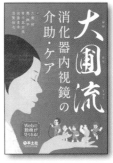

著／大圃　研，港　洋平，青木亜由美，佐藤貴幸，志賀拓也

● 皆が知りたい介助・ケアのコツをやさしく"具体的に"解説！
● 親しみやすい文章でスラスラ読めて，すぐ現場で活かせる！Web動画付き！

☐ 定価（本体 3,600円+税）　☐ B5判　☐ 278頁　☐ ISBN978-4-7581-1065-5

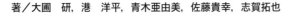

胆膵内視鏡の診断・治療の基本手技 第3版

発行　羊土社

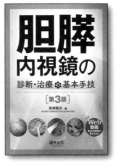

編集／糸井隆夫

● 胆膵内視鏡の定番書が5年ぶりに待望の改訂！
● 新しい技術やデバイスを盛り込み，内容を全面アップデート！Web動画付き！

☐ 定価（本体 9,200円+税）　☐ B5判　☐ 310頁　☐ ISBN978-4-7581-1064-8

好評書のご案内

送料は実費にて申し受けます。

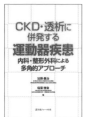

CKD・透析に併発する運動器疾患
～内科・整形外科による多角的アプローチ～

前 東京女子医科大学整形外科主任教授／河野臨牀医学研究所附属第三北品川病院名誉院長　加藤　義治　編
大阪市立大学大学院医学研究科代謝内分泌病態内科学・腎臓病態内科学教授　稲葉　雅章

- CKD患者約1,330万人、透析患者32万人超。生命予後に影響する転倒・骨折に至る骨病変を見逃さないために！
- CKD-MBDの発症・進展メカニズムから、透析患者の骨折の特徴と手術手技まで、豊富な図表・写真でわかりやすく解説！
- 内科・整形外科が共有すべき知見を集約！CKD・透析患者の治療にあたるすべての医療者に役立つ一冊！

■ B5判　240頁
定価
（本体5,800円＋税）
送料実費

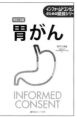

インフォームドコンセントのための図説シリーズ
胃がん　改訂3版

兵庫医科大学集学的腫瘍外科特任教授　笹子　三津留　編

- 7年ぶりに改訂された日本胃癌学会の「胃癌取扱い規約」に基づく最新情報をとりこみ、図表や写真を交えてわかりやすく解説。
- 汎用治療から、新規抗がん薬を用いた薬物療法、治験まで、患者さんに選択肢を提供する内容も充実。
- とくに、手術や治療法、フォローアップは、患者さん目線でわかりやすい内容に！

■ A4変型判　168頁
定価
（本体4,800円＋税）
送料実費

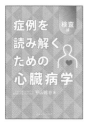

症例を読み解くための
心臓病学　検査編

日本大学医学部内科学系循環器内科学分野主任教授　平山　篤志　編

- 最新の病態の解明と治療法の進歩に加え、問診からはじまり五感を使った身体所見の取り方まで、一つ一つの症例に真摯に向き合う大切さを追及した編者渾身の三部作。その第一弾がついに刊行！

■ B5判　296頁
定価
（本体7,200円＋税）
送料実費

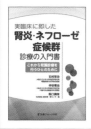

実臨床に即した腎炎・ネフローゼ症候群　診療の入門書
～これから腎臓診療をおこなうひとのために～

大阪市立大学大学院医学研究科腎臓病態内科学特任教授　石村　栄治
大阪市立大学大学院医学研究科代謝内分泌病態内科学講師　仲谷　慎也　著
住友病院副院長・腎センター長　阪口　勝彦

- 好評の初版から3年、腎臓内科分野の進歩を取り入れ、新規エビデンス、診療ガイドラインに基づきつつ、「最初の一手」、「次の一手」のサポートが心強い、研修医必携の1冊！
- 豊富な臨床経験に匹敵する、最善のアウトカムを目指す意思決定と実践に！
- 診療方針の組み立てに、すぐに取り出して確認できるポケットサイズが便利。

■ B6変型判　128頁
定価
（本体1,800円＋税）
送料実費

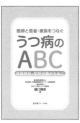

医師と患者・家族をつなぐ うつ病のABC
～早期発見・早期治療のために～

国立研究開発法人国立精神・神経医療研究センター名誉理事長
一般社団法人日本うつ病センター理事長　樋口　輝彦　編

- 早期発見・早期治療がカギとなる"うつ病"。日常診療において見逃されやすいこの疾患における現状と治療のポイント、家族・周囲が行うサポートについて幅広く解説！
- 基本的な情報から治療、再発防止やライフステージ別の特徴まで、うつ病に関して知っておきたい内容を、図表・イラストを用いて詳述。
- 早期発見・診断・治療をめざし、疾患に接する一般診療医と精神科医が連携を深めるための一助として、また、患者本人や家族、産業医などにも参考になる、役立つ一冊！

■ B5判　148頁
定価
（本体3,400円＋税）
送料実費

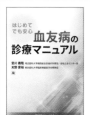

はじめてでも安心血友病の診療マニュアル

埼玉医科大学病院総合診療内科教授／血栓止血センター長　宮川　義隆　編
東京医科大学臨床検査医学分野教授　天野　景裕

- 血友病の基本から新たな治療まで多岐にわたって網羅！興味のあるところから読み進められる良書！
- これから血友病を勉強しようと意欲に燃えている医師、看護師、薬剤師、カウンセラーにとって必携の書！患者とその家族にもわかりやすく安心して読めるよう図表、写真を満載！
- Clinical Question、コラムが豊富でかつ充実した内容！飽きさせない診療マニュアルの決定版！

■ A5判　296頁
定価
（本体4,600円＋税）
送料実費

株式会社　医薬ジャーナル社
〒541-0047　大阪市中央区淡路町3丁目1番5号・淡路町ビル21　電話 06(6202)7280(代)　FAX 06(6202)5295
〒101-0061　東京都千代田区神田三崎町2丁目7番6号・浅見ビル　電話 03(3265)7681(代)　FAX 03(3265)8369
振替番号 00910-1-33353
http://www.iyaku-j.com/　書籍・雑誌バックナンバー検索、ご注文などはインターネットホームページからが便利です。

かかりつけ医・非専門医のための 認知症診療メソッド

改訂2版

八千代病院 神経内科部長/愛知県認知症疾患医療センター長　川畑 信也 著

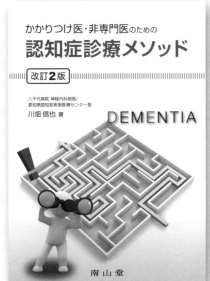

認知症はこれ1冊でOK！

超高齢化社会を迎えた現在，認知症は専門医だけが診るべき疾患ではなく，かかりつけ医など非専門医も診療していかなくてはならなくなった．本書では，非専門医が認知症診療に無理なく取り組むためのコツをわかりやすい文章で解説した．どこまで診ればいいのかという非専門医の守備範囲についても触れている．
認知症診療になくてはならない一冊！

- B5判　216頁
- 定価（本体3,500円＋税）
- 2018年4月発行

主な内容

I．認知症診療ファーストステップ
II．病歴・問診・診察
III．その他の検査
IV．鑑別診断を考える
V．再来患者さんから認知症をすくい上げる
VI．困った事例への対処法
VII．中核症状と周辺症状
VIII．周辺症状各論
IX．薬物療法を開始する際の原則
X．抗認知症薬の使い分けをどう考えるか
XI．抗認知症薬各論
XII．その他の薬剤
XIII．アルツハイマー型以外の認知症の薬物療法
XIV．家族への説明の実際
XV．運転免許更新に関する診断書作成への対応とコツ

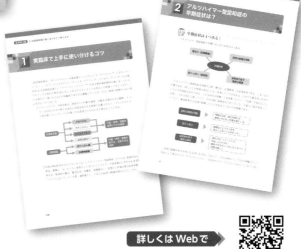

詳しくはWebで

 南山堂　〒113-0034 東京都文京区湯島4-1-11
TEL 03-5689-7855　FAX 03-5689-7857（営業）
URL http://www.nanzando.com
E-mail eigyo_bu@nanzando.com

Book Information

基本をおさえる心エコー 改訂版
撮りかた、診かた、考えかた

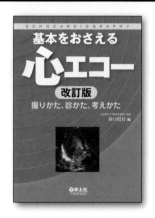

編集／谷口信行

☐ 定価(本体 4,200円+税)　☐ B5判　☐ 171頁　☐ ISBN978-4-7581-0752-5

- 超音波解剖, 画像モードの選び方や探触子の当て方から診断までわかる！
- 「マスターしたい基本のワザ」と「必ず使えるプロの秘技」が同時に学べる！
- 研修医はもちろん循環器を専門としない医師にもおすすめ！

難しいと思われがちな心エコーに自信がつく！

基本をおさえる腹部エコー 改訂版
撮りかた、診かた、考えかた

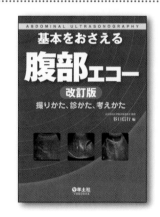

編集／谷口信行

☐ 定価(本体 4,400円+税)　☐ B5判　☐ 255頁　☐ ISBN978-4-7581-1050-1

- 「描出できない！」「見落しがないか不安」といった悩みも解消！
- 覚えておきたい診断方法や重要Point, コツをベテラン医師が解説します
- 研修医はもちろん消化器を専門としない医師にもおすすめ！

"腕"が問われる腹部エコーの基礎固めに最適です！

確実に身につく PCIの基本とコツ 第3版
カラー写真と動画でわかる
デバイスの選択・基本手技と施行困難例へのテクニック

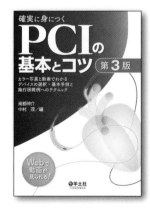

編集／南都伸介, 中村　茂

☐ 定価(本体 8,800円+税)　☐ B5判　☐ 366頁　☐ ISBN978-4-7581-0758-7

- 新たに紙面をオールカラー化し, Web動画を付録として追加！ 豊富な画像・イラストによる手技の解説がよりわかりやすくなりました！
- これから学び始める初心者にも経験豊富な熟練者にもオススメです

PCIの入門＆実践マニュアルの定番書, 待望の最新版！

発行　羊土社 YODOSHA

〒101-0052　東京都千代田区神田小川町2-5-1　TEL 03(5282)1211　FAX 03(5282)1212
E-mail：eigyo@yodosha.co.jp
URL：www.yodosha.co.jp

ご注文は最寄りの書店、または小社営業部まで

病院・人材募集

IMSグループ

板橋中央総合病院
専門研修プログラム 募集

　皆さんは、何を基準に研修先病院を選びますか。また、どのような特徴の専門研修プログラムを選択しますか。

　私達は基幹施設としての充実を図る一方で、連携施設の充実を図りました。大学病院を連携施設として選択できるプログラムは、全国的にも多くないのではないでしょうか。また、専門領域の連携施設が多数用意されているプログラムも多くはないはずです。

　私達は民間の強みである柔軟性とIMSグループのネットワークを十分に活かし、皆さんの要望に可能な限り応えられるようなプログラムをご用意しました。

　医師を志した時のことを思い出し、自らが思い描く理想の医師を、私達とともに追求しませんか。

内科専門研修プログラム
（ 14連携施設 ）

外科専門研修プログラム
（ 20連携施設 ）

大学病院
IMSグループ関連病院
地域中核病院
地域医療機関

板橋中央総合病院
Itabashi Chuo Medical Center
所在地：東京都板橋区
病床数：579床
救急搬送件数：約9,000台
常勤医師数：約160名
http://www.ims-itabashi.jp/

IMSグループ
Itabashi Medical System
所在地：関東・東北・北海道
総病床数：約12,500床
総職員数：約21,700名
常勤医師数：約1,000名
http://www.ims.gr.jp/group/

麻酔科専門研修プログラム
（ 7連携施設 ）

レジデントノート　8月号
掲載広告　INDEX

■ 企業

（株）油井コンサルティング ………… 表2	医学書院………………………………… 後付1
第一三共（株）………………… 表4	診断と治療社…………………………… 後付2
メディカ出版………………………… 1029	文光堂…………………………………… 後付3
メディカル・サイエンス・インターナショナル	医薬ジャーナル社……………………… 後付4
………………………………… 1124, 1158	南山堂…………………………………… 後付5
（株）リンクスタッフ ……………… 1170	

■ 病院

健和会大手町病院………………………… 表3	野崎徳洲会病院附属研究所………… 1036
名瀬徳洲会病院………………………… 1020	板橋中央総合病院……………………… 後付7
宇治徳洲会病院………………………… 1022	

◆ **広告掲載のご案内** ◆ 「レジデントノート」を製品広告の掲載，研修医募集にご利用下さい！

お陰様で大変多くの研修医・医学生の方にご愛読いただいている小誌は，製品紹介，人材募集のための媒体としても好評をいただいております．

　広告は，カラー・白黒・1/2ページ・1ページがございます．本誌前付・後付広告をご参照下さい．

　なお，本誌に出稿していただくと，サービスとして小社のメール配信（メディカル ON‑LINE）やホームページにも広告内容を掲載しますのでさらに効果的です！

詳しくは下記までお気軽にお問合せ下さい

■ TEL ：03-5282-1211　■ FAX ：03-5282-1212
■ メール：ad-resi@yodosha.co.jp
■ 郵便 ：〒101-0052 東京都千代田区神田小川町2-5-1
　　　　　株式会社 羊土社 営業部担当：菅野（かんの)